Solange Harmonie herrscht zwischen unserer Seele und unserer Persönlichkeit, erleben wir Freude und Frieden, Glück und Harmonie.

Dr. Edward Bach

Danksagung 1. Auflage

Bedanken möchte ich mich bei Frau Sabine Wenzel, Heilpraktikerin aus Mönchengladbach, für die Grundideen zu vielen Affirmationen und bei Frau Susan Mehranfar, Heilpraktikerin aus Sarnen, für neue verbesserte Übersetzungen der englischen Zitate von Dr. Bach.
Frau Mehranfar hat zudem das Lektorat übernommen und war massgeblich bei der Gestaltung beteiligt.

Danksagung 2. Auflage

Bei der 2. Auflage wurden Anregungen von Herrn Jan Huck dankend übernommen.
Herausgegeben wird die 2. Auflage vom Bachblüten Institut Schweiz, Ennetmoos.

Dr. Klaus Huck, Sarnen

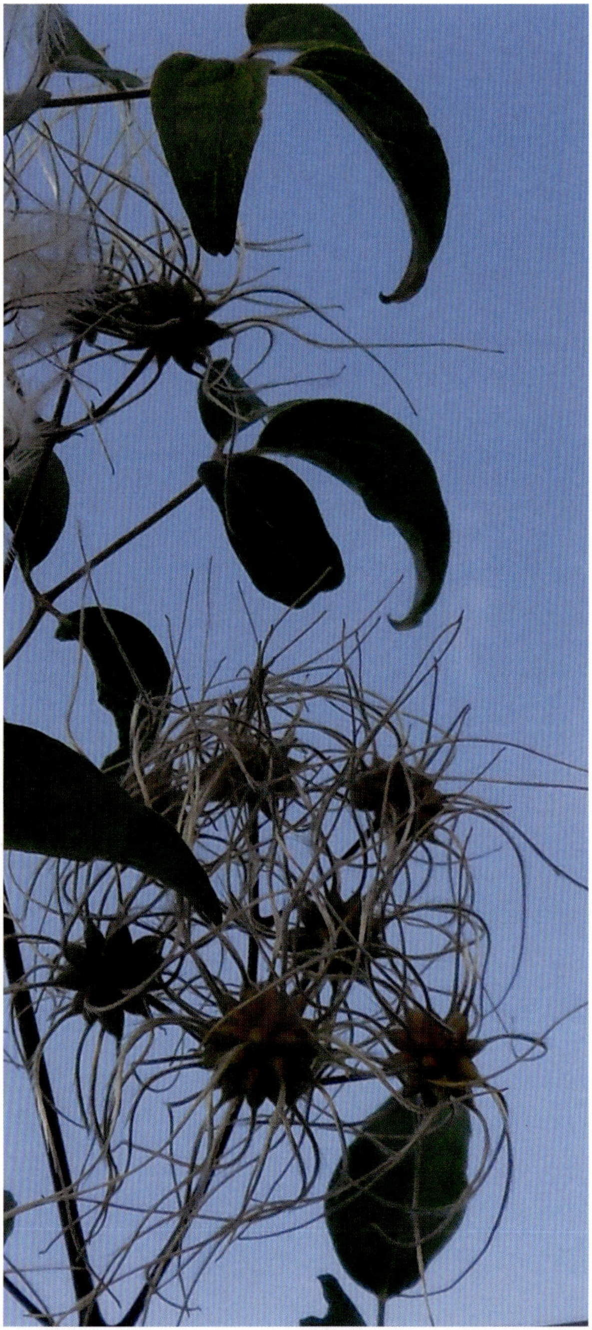

Dr. Klaus Huck

Alle Kraft der Bach-Blüten

Leitsätze, Affirmationen, Blütengedanken, Fotos, Original Zitate

Mit 161 Bildern

Herausgeber: Bachblüten Institut Schweiz
Verlag: SUNASAR Verlag AG, Sarnen
2. Auflage, Januar 2016

Vorwort

Das Anliegen dieses Buches ist, dem Leser die Kraft der Bach-Blüten über ein grossformatiges Bild, einen klaren Leitsatz und eine kraftvolle Affirmation (Kraftsatz)* zu erschliessen. Es wurden jetzt die neu entwickelten Blütengedanken hinzugefügt.
Diese Kraft geht von Blüten aus, an denen wir oft in Unkenntnis vorbeigehen (z.B. Elm) oder die so unscheinbar und winzig sind, dass sie kaum jemand entdecken würde.

Im ersten Teil des Buches werden diese vier Elemente für jede Bach-Blüte so dargestellt, dass sie mit einem Blick und ohne Ablenkung durch viele Erklärungen wahrgenommen werden.
Das Fotomaterial zu den Pflanzen, die neu gestalteten Leitsätze, die Affirmationen und die Blütengedanken werden hier erstmals veröffentlicht.
Im zweiten Teil des Buches werden zur Vertiefung Original Zitate von Dr Bach mit deutschen Übersetzungen sowie zahlreiche Details zu jeder Bach-Blüte aufgeführt.
Im dritten Teil erhält der Leser allgemeine Informationen zur Bach-Blüten Therapie und zum Wirken von Dr Bach.

In der 2. Auflage wurden neben den Fotos die neuen Blütengedanken zugefügt.
Der Inhalt wurde an vielen Stellen gründlich überarbeitet und aktualisiert.

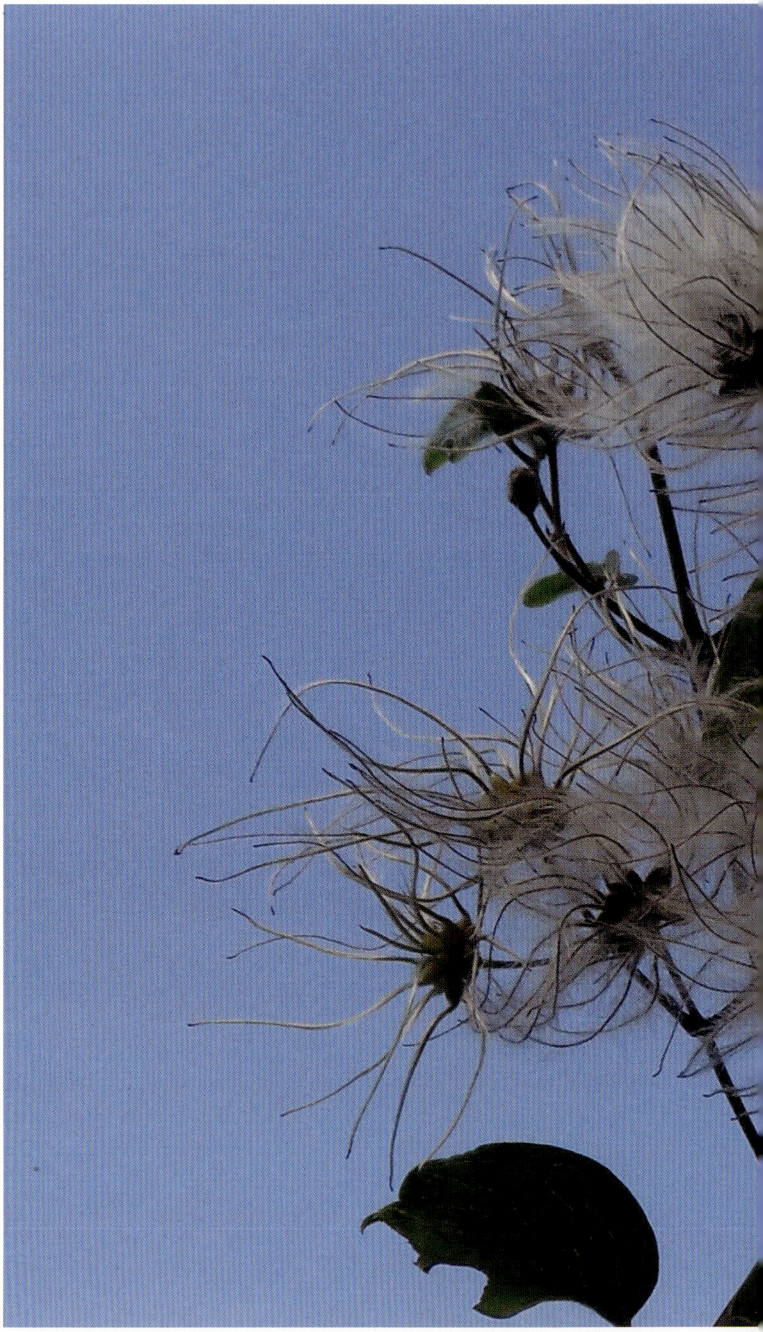

*Affirmationen (lateinisch affirmare für bekräftigen, beteuern) sind positive Kraftsätze, mit deren Hilfe Sie Gedanken steuern und das Unterbewusstsein beeinflussen können. Diese Veränderungen in der inneren Einstellung bewirken dann Veränderungen im Äusserlichen und Körperlichen.

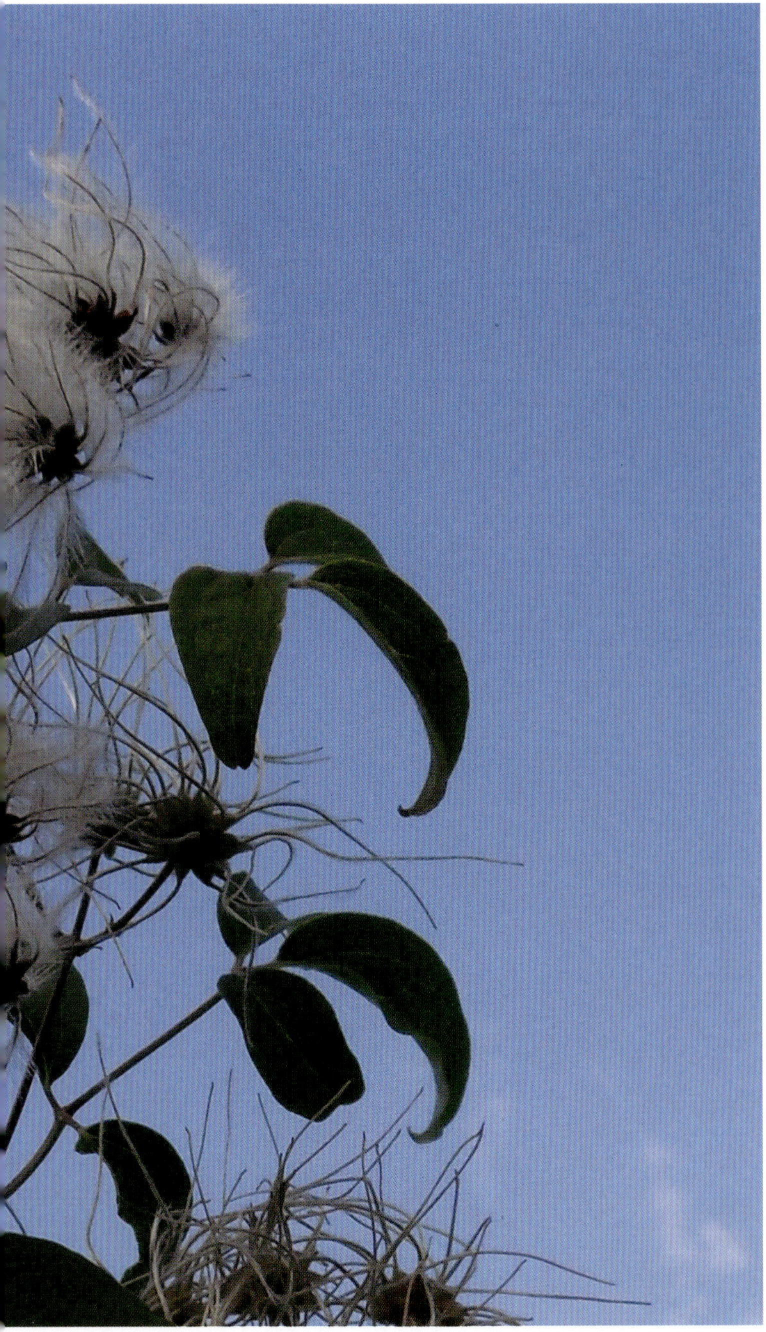

Inhaltsverzeichnis

*Kraftsätze

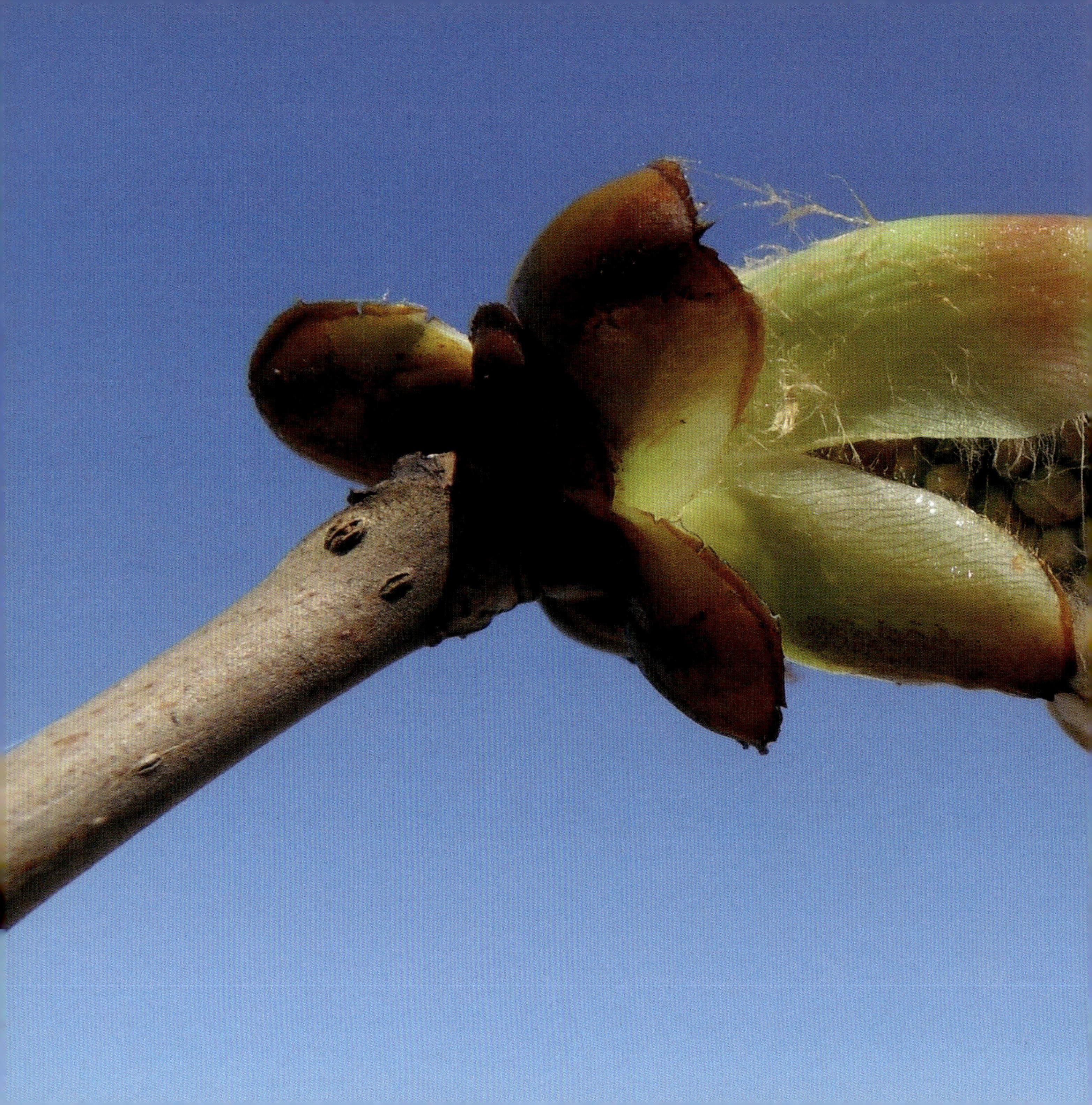

Blütengedanken, Leitsätze, Affirmationen*, Fotos

*Kraftsätze

Nr. 1 Agrimony

Blütengedanke

Die Blüte der Verdrängung.

Leitsatz

Agrimony hilft, Probleme zu erkennen, die man hinter einer Maske von Unbekümmertheit versteckt.

Affirmation

Ich schaue nun hinter meine Fassade und gewinne Kraft.

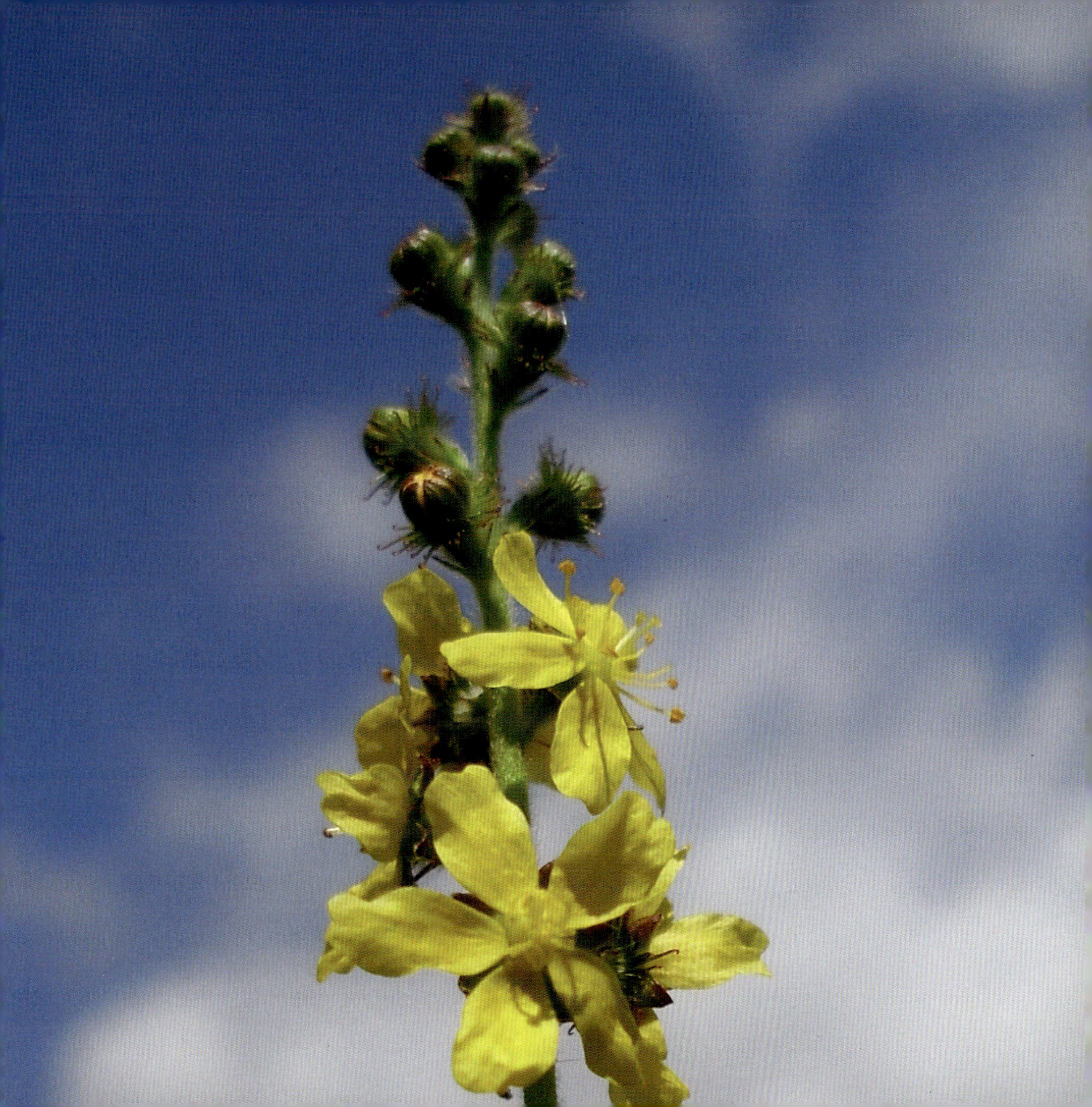

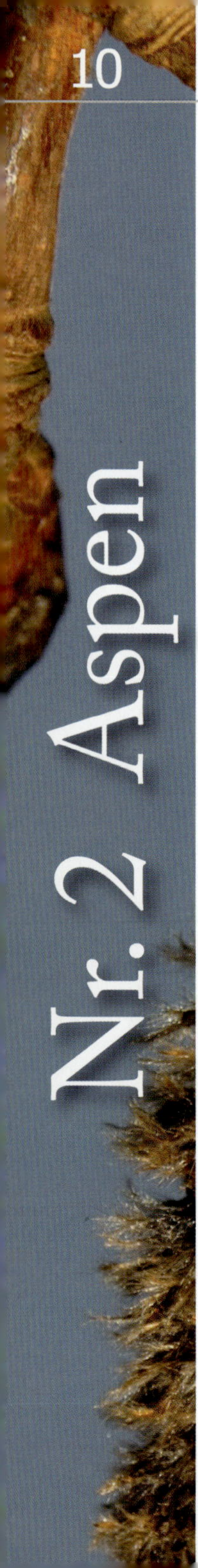

Nr. 2 Aspen

Blütengedanke

Die Blüte der vagen Ängste.

Leitsatz

Aspen hilft, mit Ängsten und Befürchtungen, die einen ohne einen bestimmten Grund befallen, fertig zu werden.

Affirmation

Ich überwinde jetzt meine Befürchtungen durch Vertrauen und Ruhe.

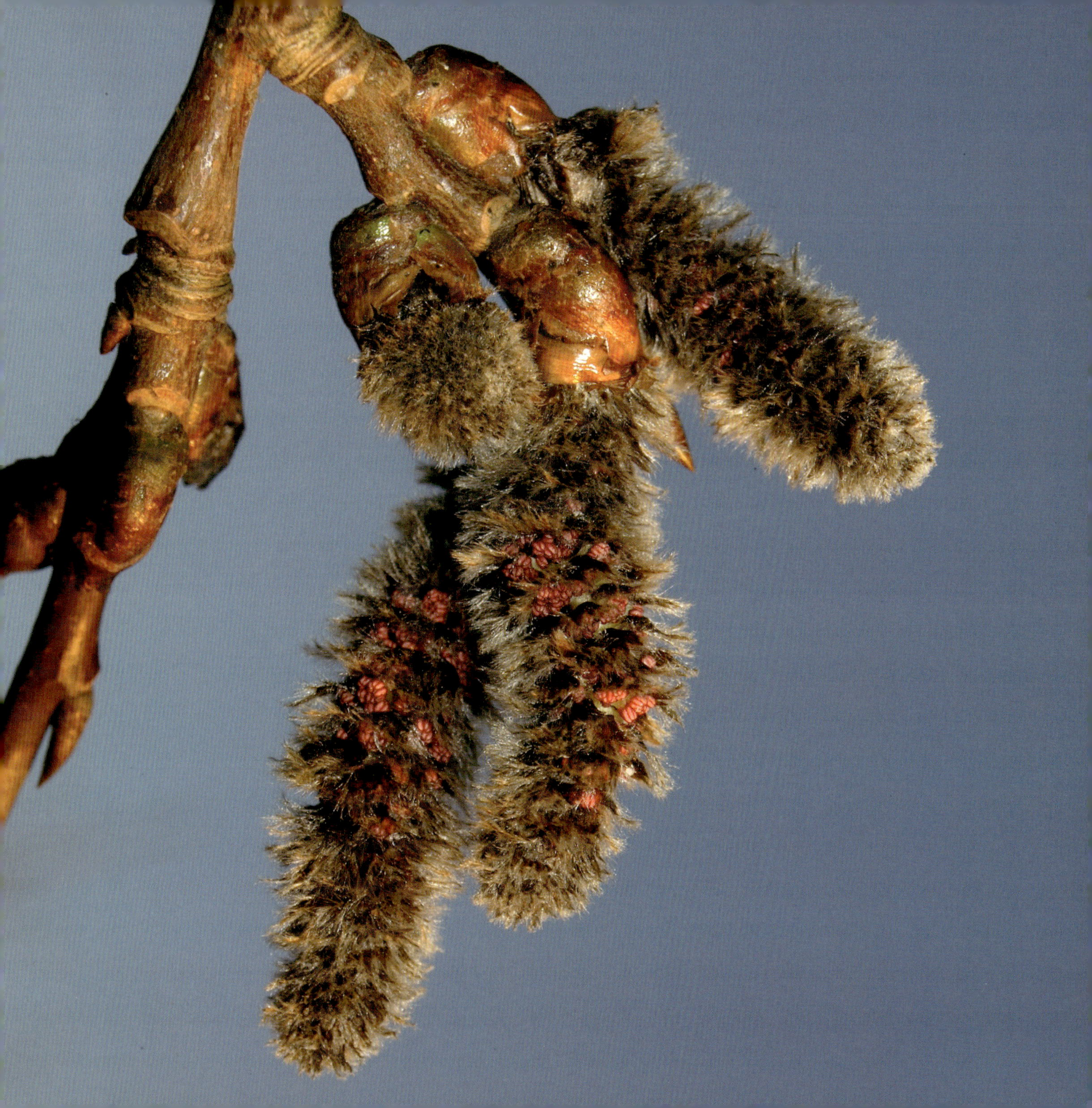

Blütengedanke

Die Blüte der Toleranz.

Leitsatz

Beech hilft, eine zu geringe oder zu grosse Toleranz wieder in das rechte Mass zu bringen.

Affirmation

Ich werde demütig und erkenne meine Situation.

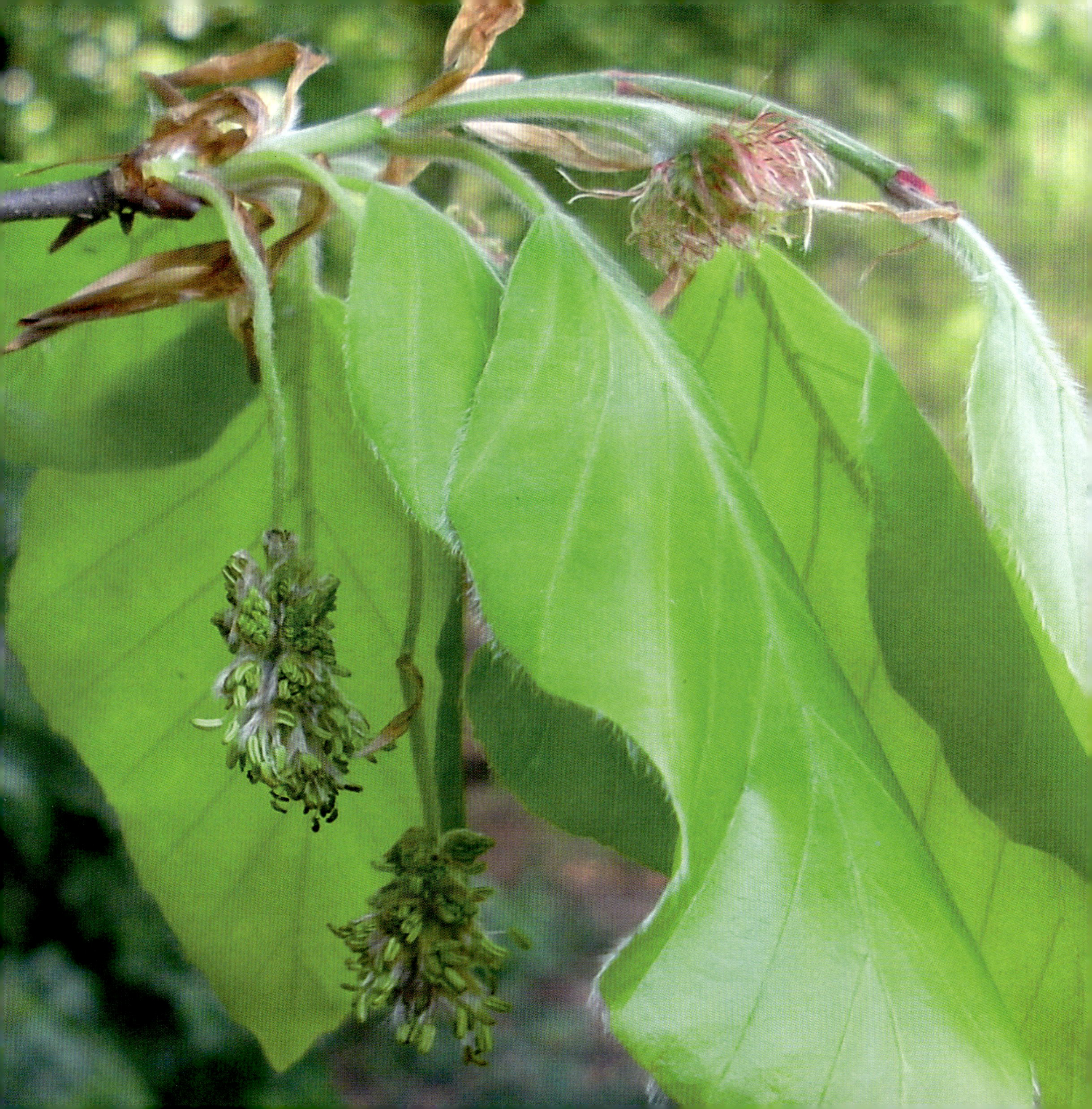

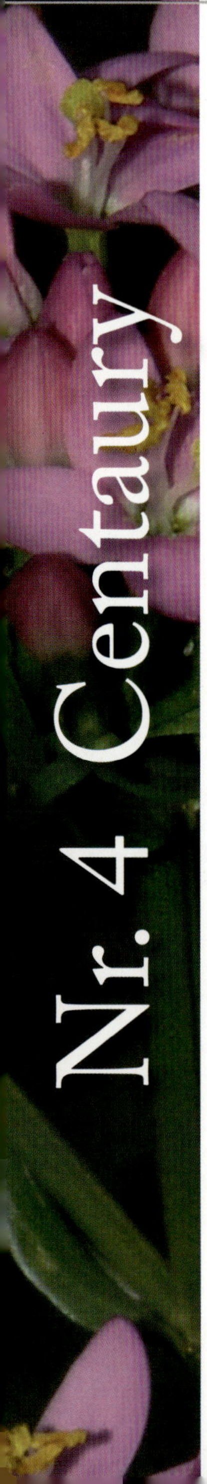

Blütengedanke

Die Blüte der Konfliktfähigkeit.

Leitsatz

Centaury hilft, wenn man nicht Nein sagen kann, obwohl man sich dadurch überfordert. Wenn man ausgenutzt wird.

Affirmation

Ich erkenne meine Möglichkeiten und lebe meine Fähigkeiten.

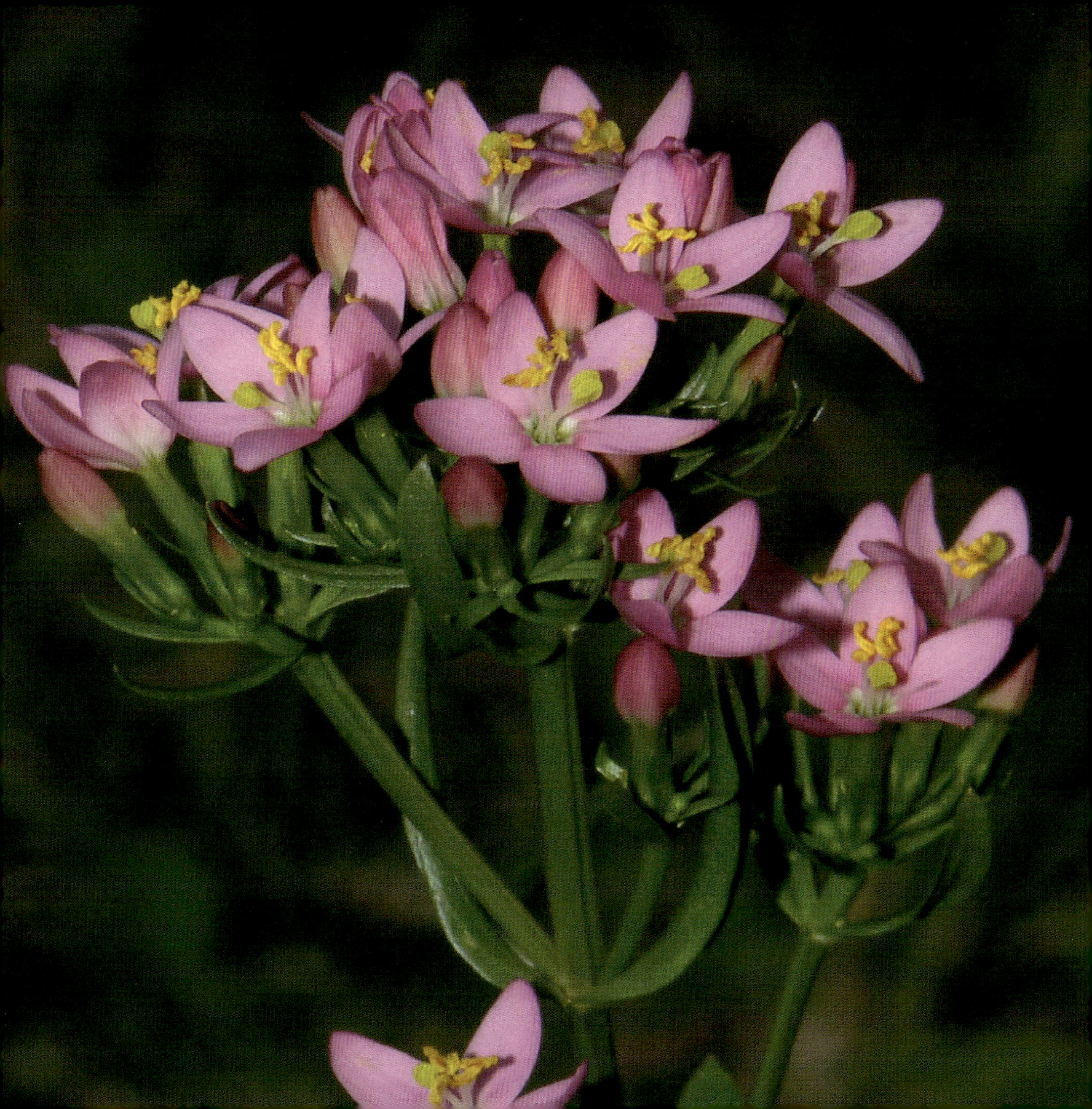

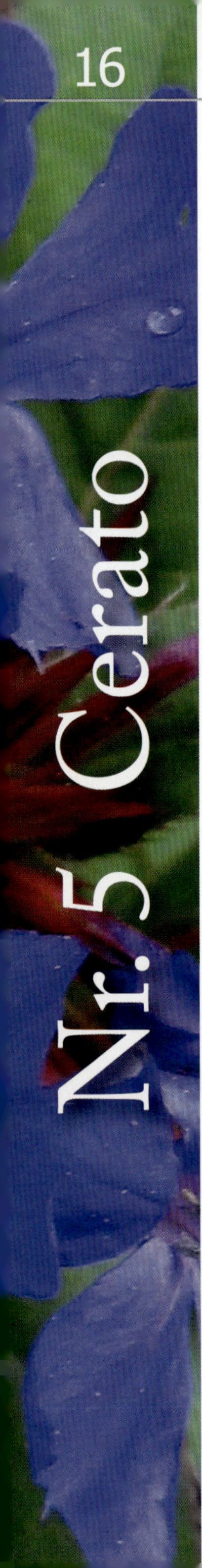

Nr. 5 Cerato

Blütengedanke

Die Blüte der Selbstzweifel.

Leitsatz

Cerato hilft, mangelndes Selbstvertrauen und Selbstzweifel zu überwinden.

Affirmation

Ich finde meinen Weg alleine, da ich Kraft durch meine innere Stimme erhalte.

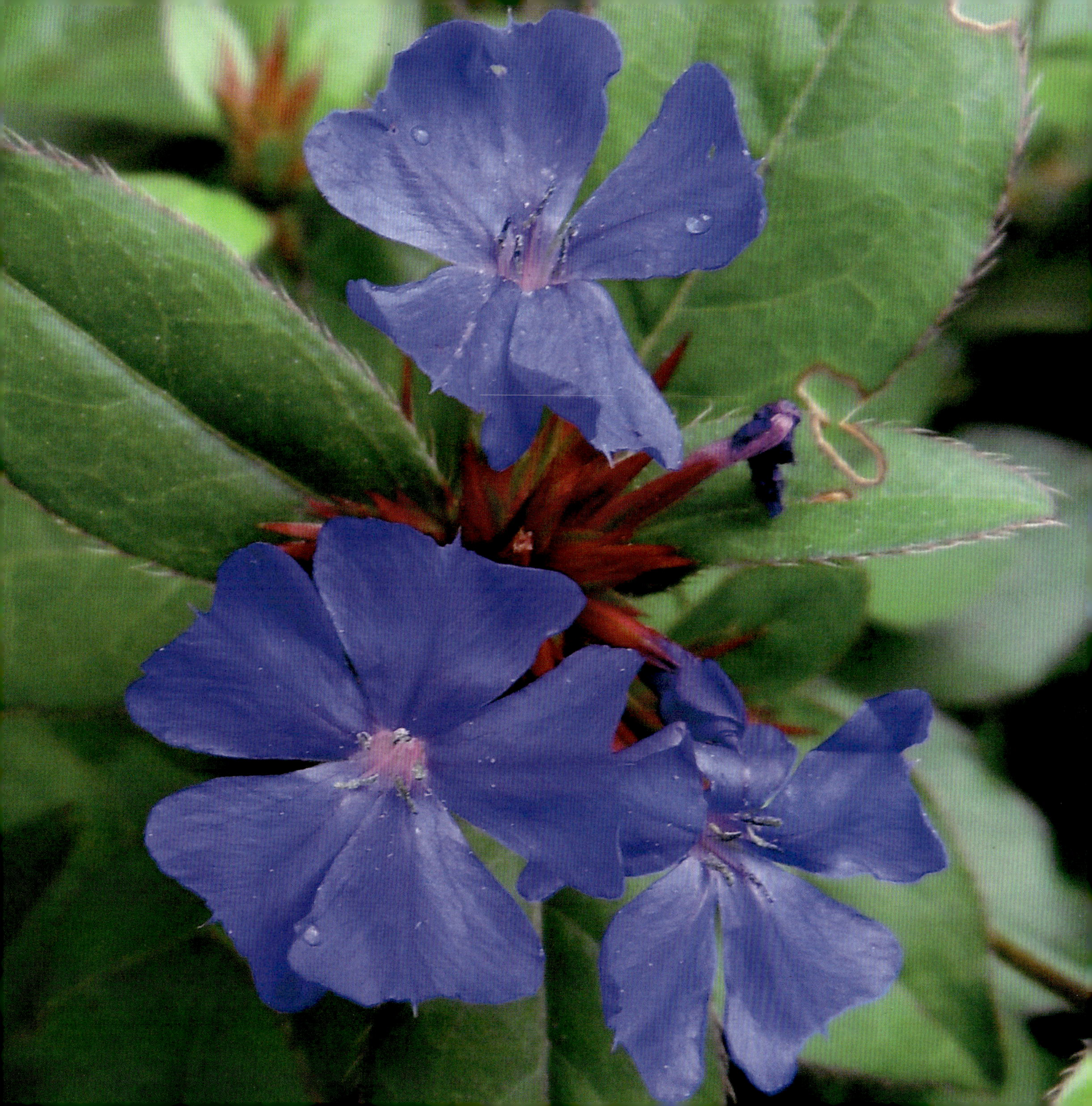

Nr. 6 Cherry Plum

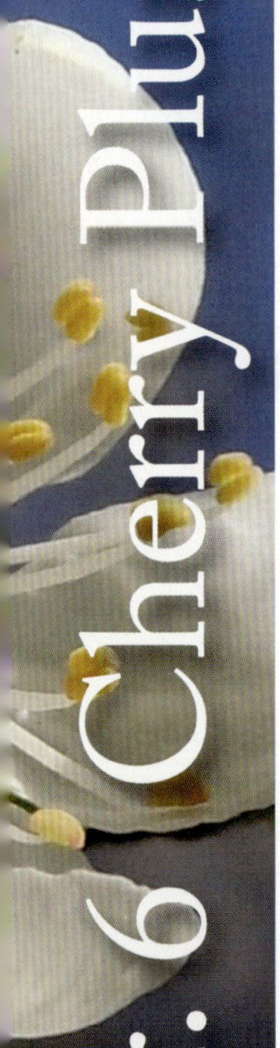

Blütengedanke

Die Blüte der Kurzschlusshandlung.

Leitsatz

Cherry Plum hilft, bei starker Erregung gelassen zu werden und hilft, das Richtige zu tun.

Affirmation

Ich überwinde meine Anspannung und freue mich, Neues mit Gelassenheit zu beginnen.

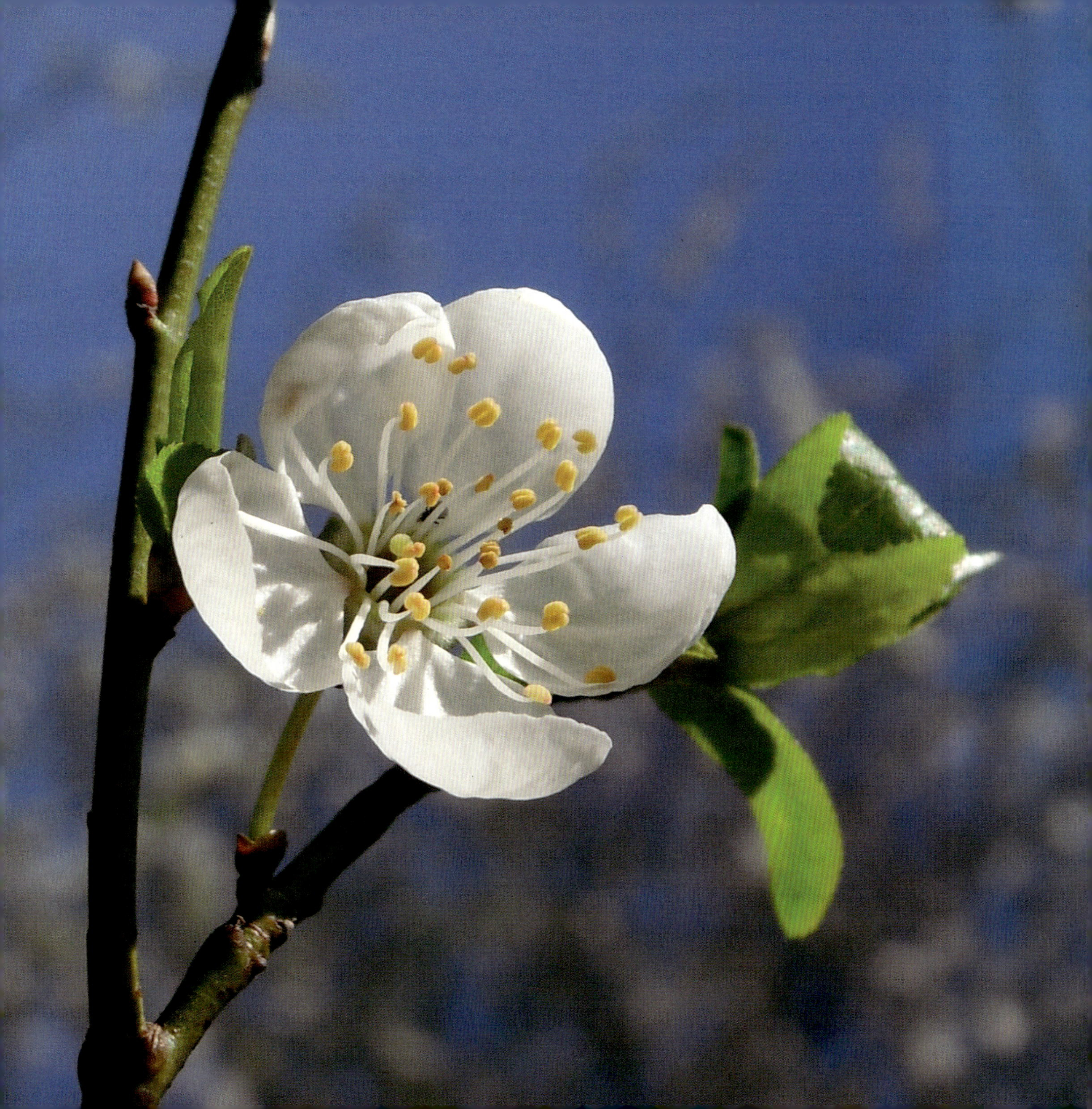

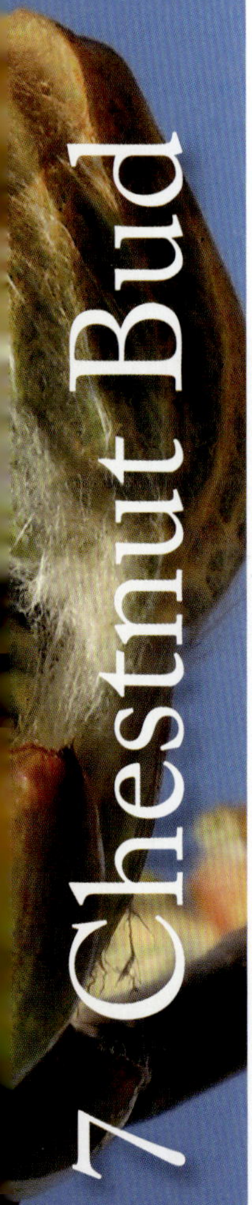

Blütengedanke

Die Blüte der Fehlereinsicht.

Leitsatz

Chestnut Bud hilft, wenn man aus den gemachten Fehlern nicht lernt.

Affirmation

Ich lerne endlich aus begangenen Fehlern und stelle mich diesen Lernprozessen.

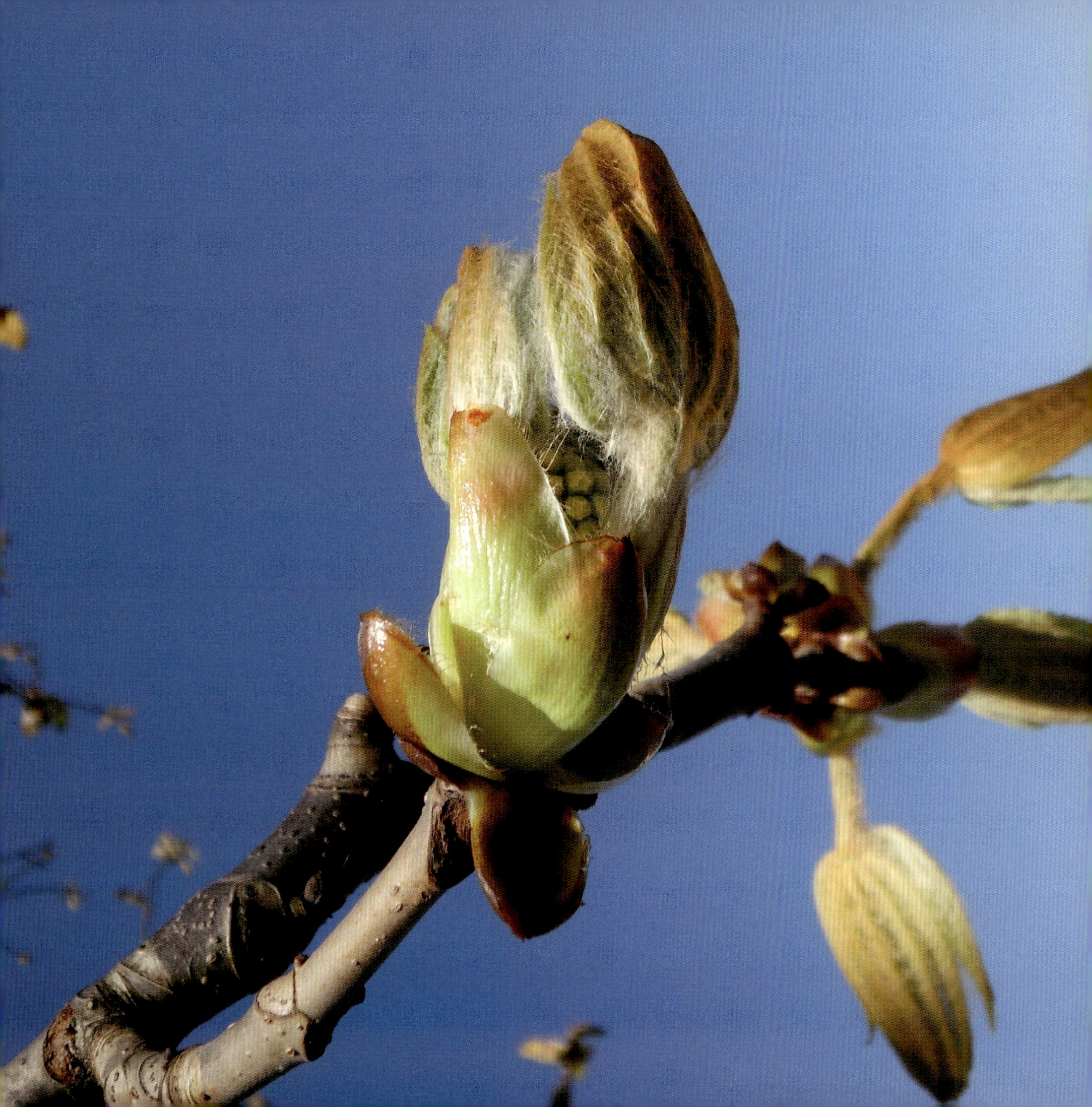

Blütengedanke

Die Blüte der Besitzergreifung.

Leitsatz

Chicory hilft, wenn man sich gerne überall einmischt und nur in der Erwartung von Gegenleistungen liebt.

Affirmation

Ich respektiere Grenzen und sehe ein, dass Abgrenzungen Bestandteil des miteinander Lebens sind.

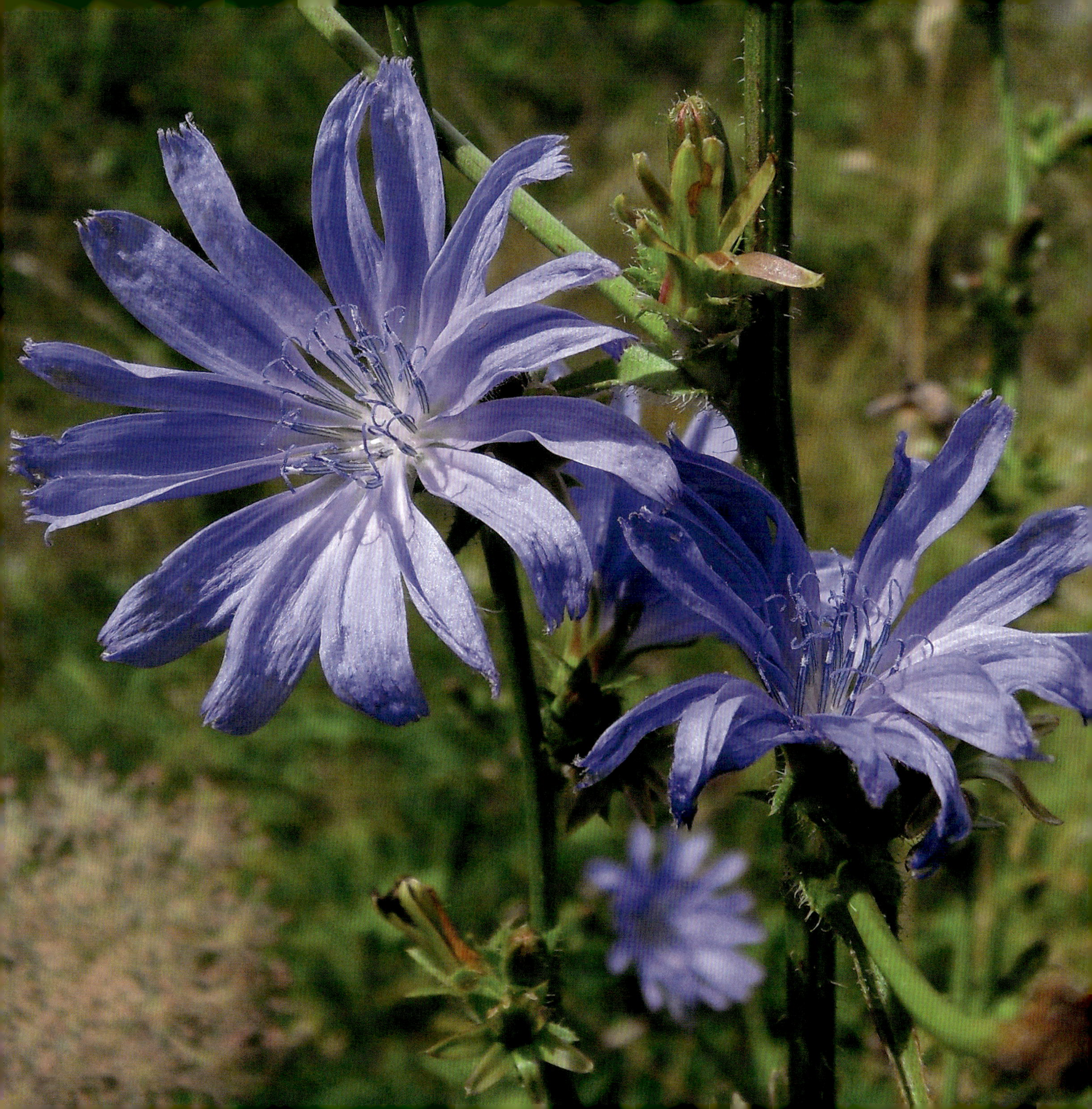

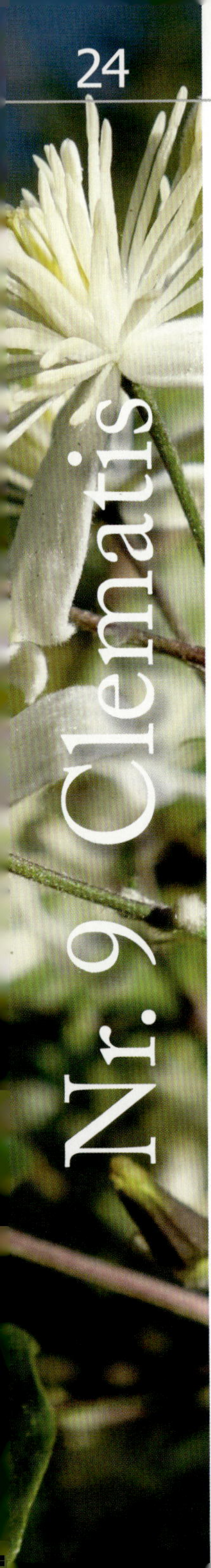

Nr. 9 Clematis

Blütengedanke

Die Blüte der Realität.

Leitsatz

Clematis hilft, bci Tagträumerei wieder zum Hier und Jetzt zurück zu finden.

Affirmation

Ich lebe im Hier und Jetzt und stelle mich den Anforderungen des Lebens.

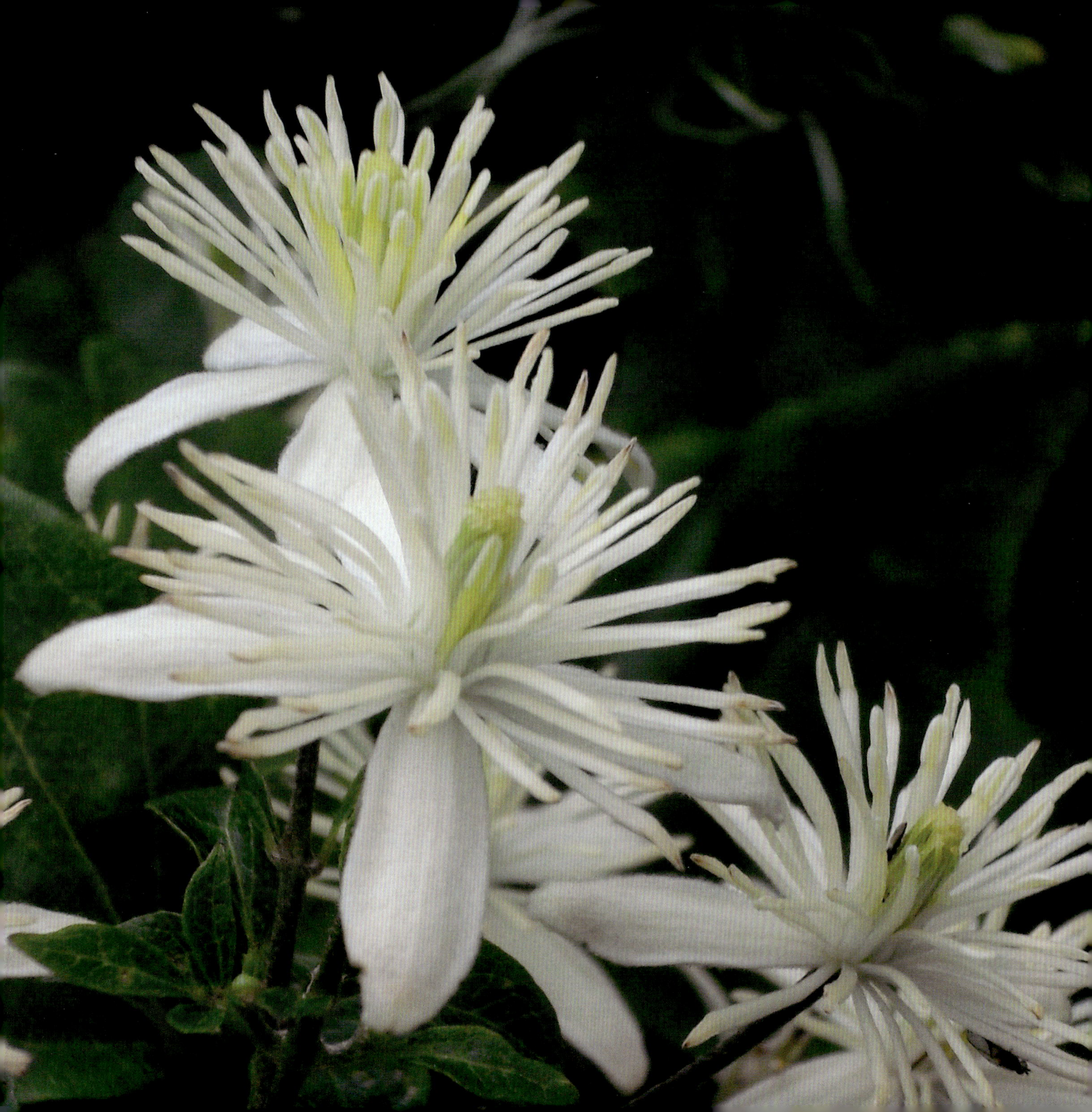

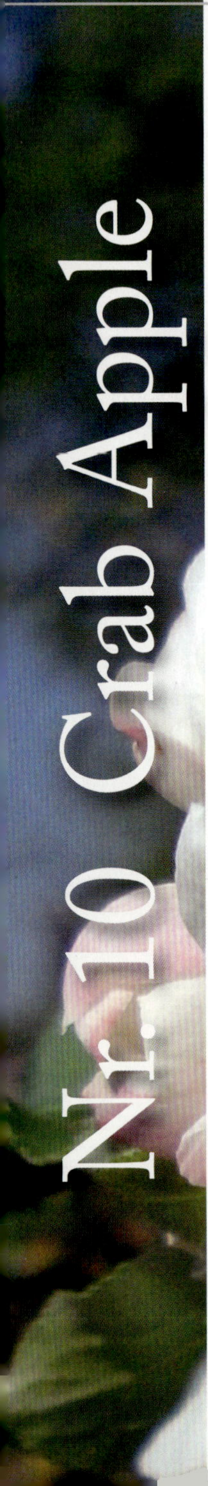

Nr. 10 Crab Apple

Blütengedanke

Die Blüte der Reinigung.

Leitsatz

Crab Apple hilft bei Perfektionismus, Reinlichkeitswahn und übertriebener Ordnungsliebe.

Affirmation

Ich bin gerne ordentlich, kann aber auch alle Fünfe gerade sein lassen.

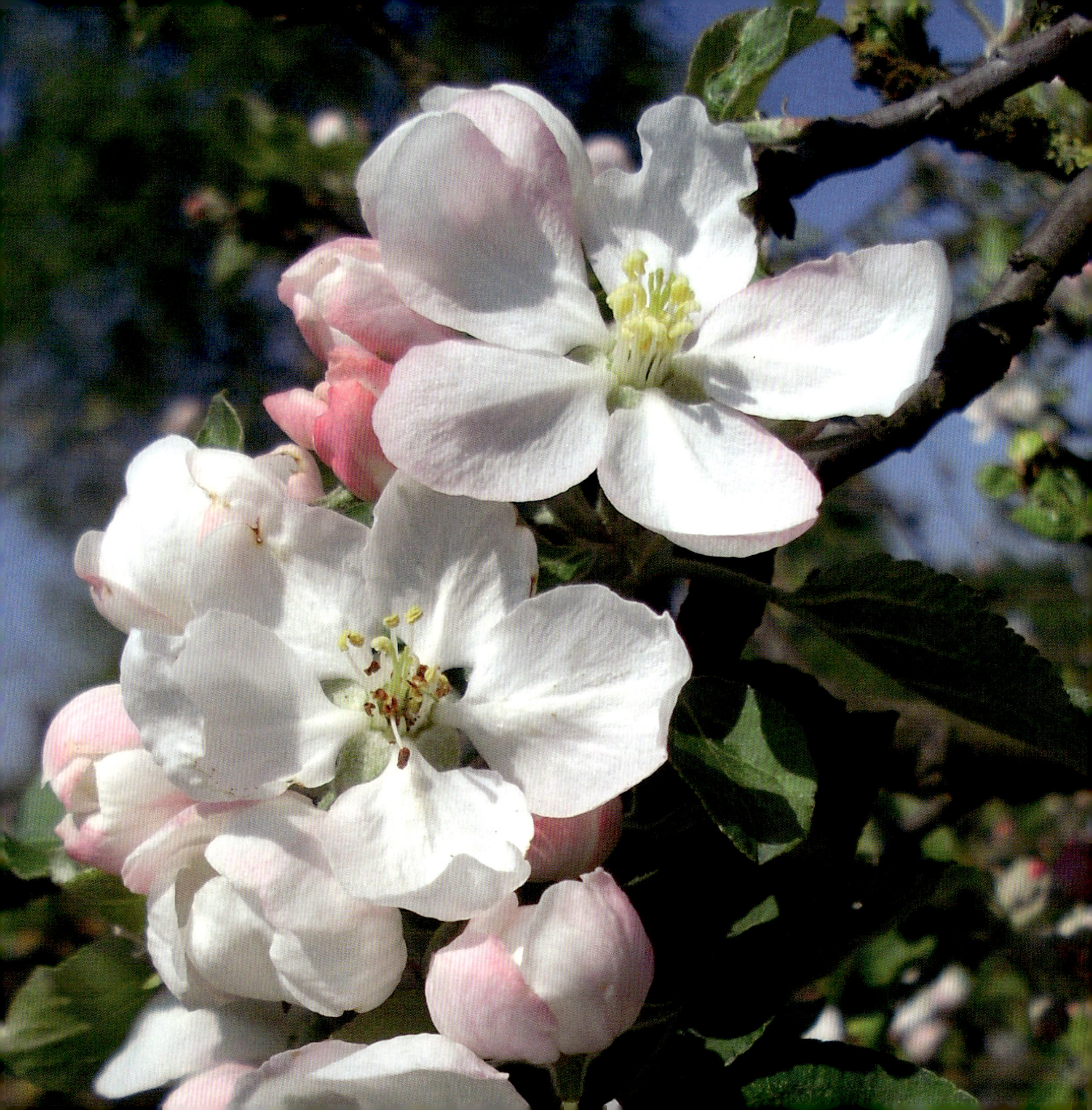

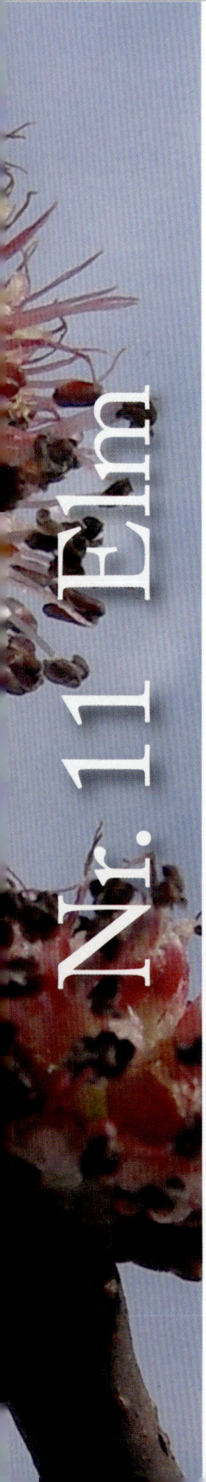

Nr. 11 Elm

Blütengedanke

Die Blüte der Überforderung.

Leitsatz

Elm hilft, wenn man sich unzulänglich fühlt und sich ständig überfordert. Hilft bei Angst, zu versagen.

Affirmation

Ich handele zuversichtlich und übernehme die Verantwortung für mein Handeln und Nicht-Handeln.

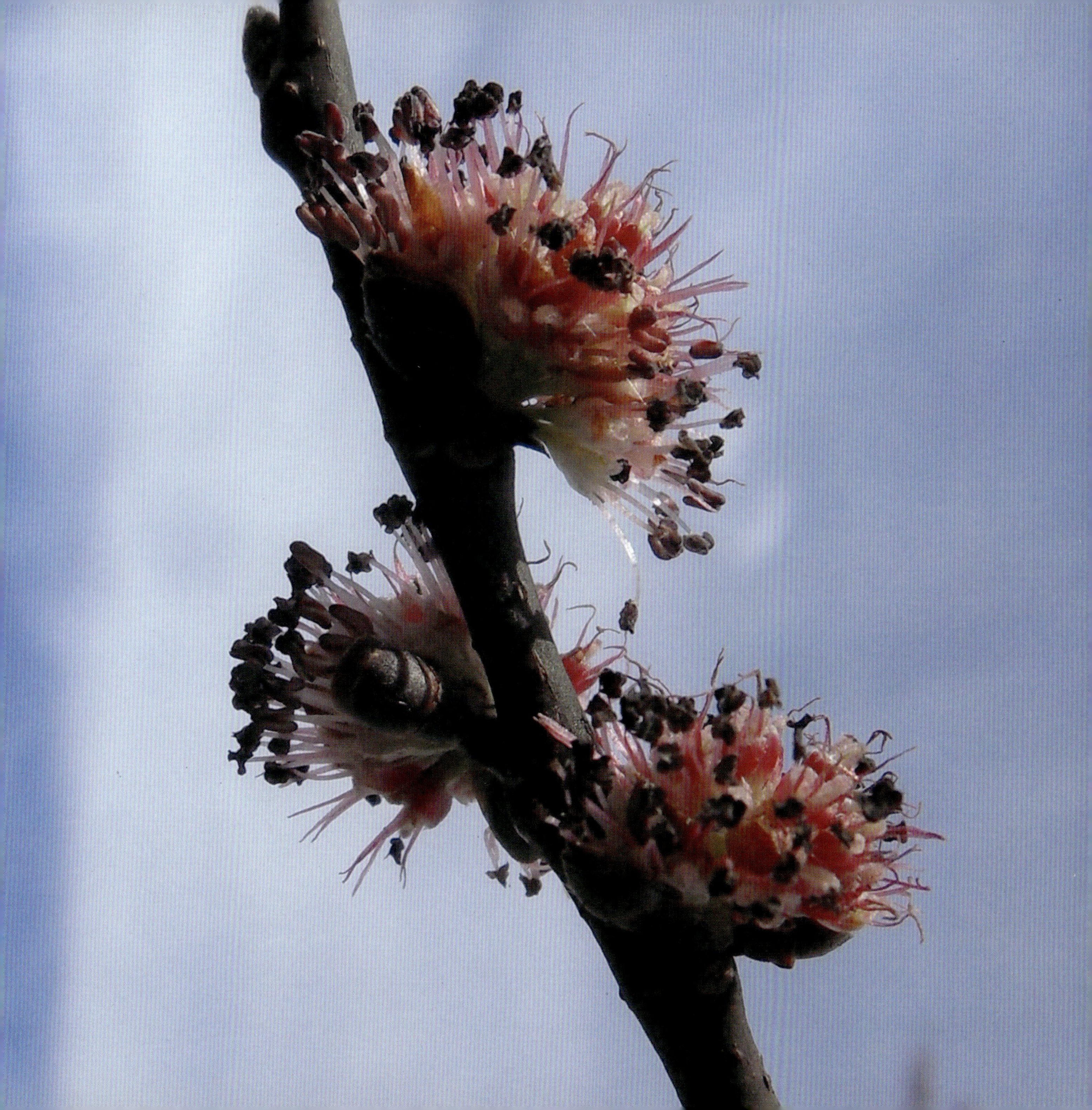

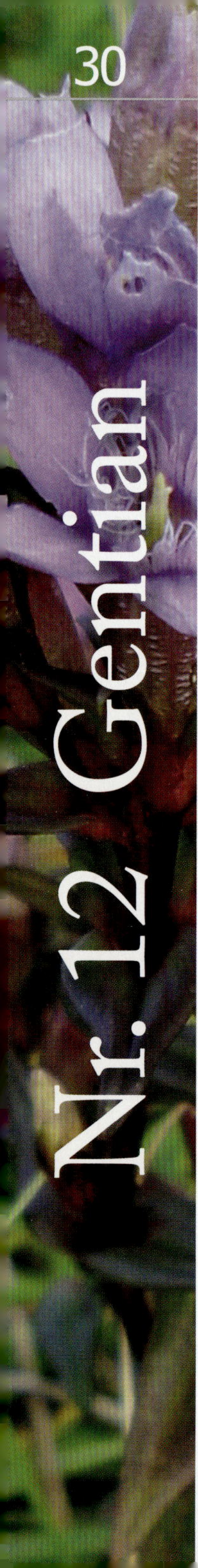

Nr. 12 Gentian

Blütengedanke

Die Blüte des Pessimismus.

Leitsatz

Gentian hilft, wenn man dauernd zweifelt und sich schnell entmutigen lässt. Hilft, eine pessimistische Grundeinstellung zu überwinden.

Affirmation

Ich glaube an mich und sehe in aufkommenden negativen Gedanken den Ansporn, mich zu ändern.

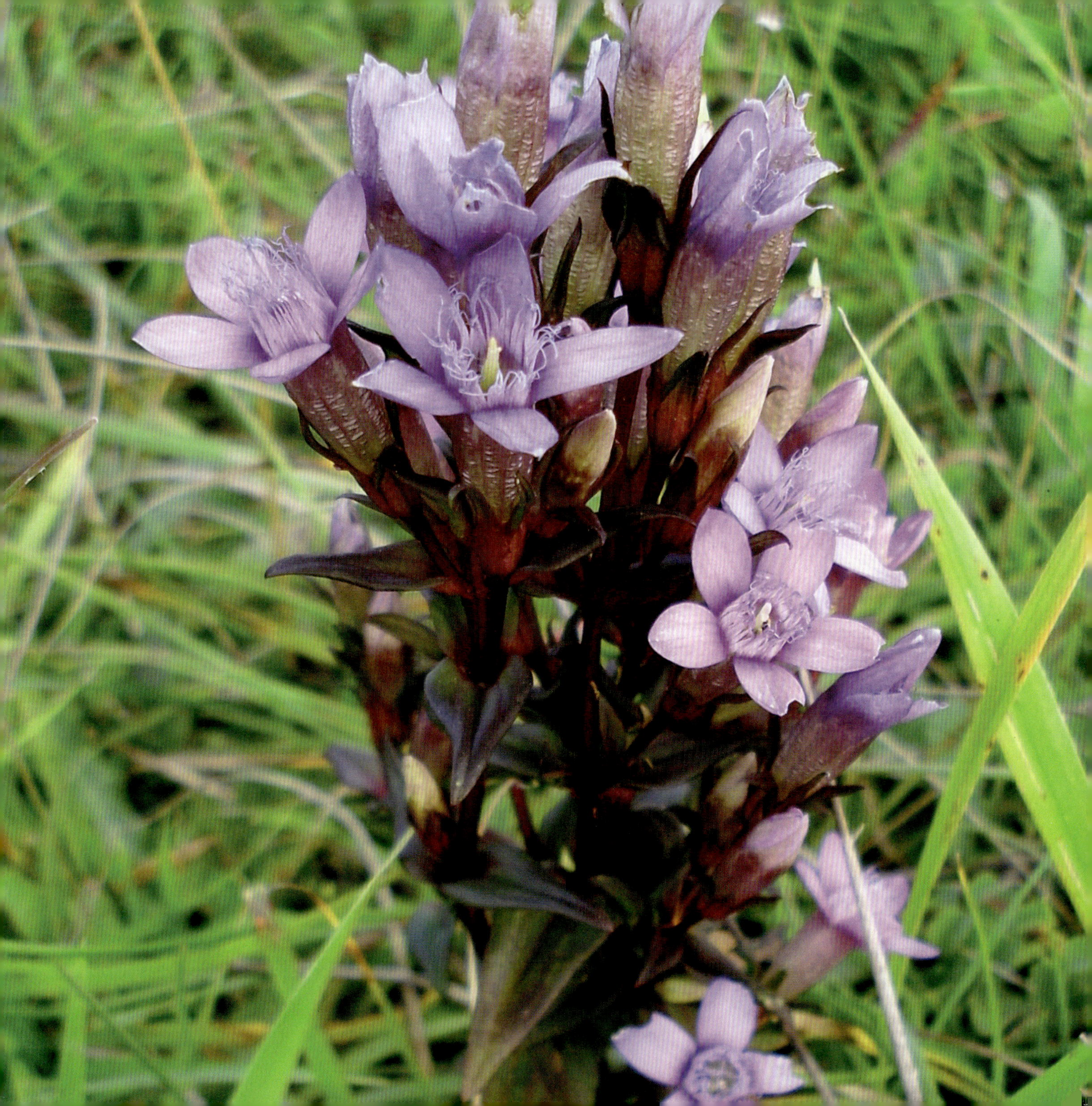

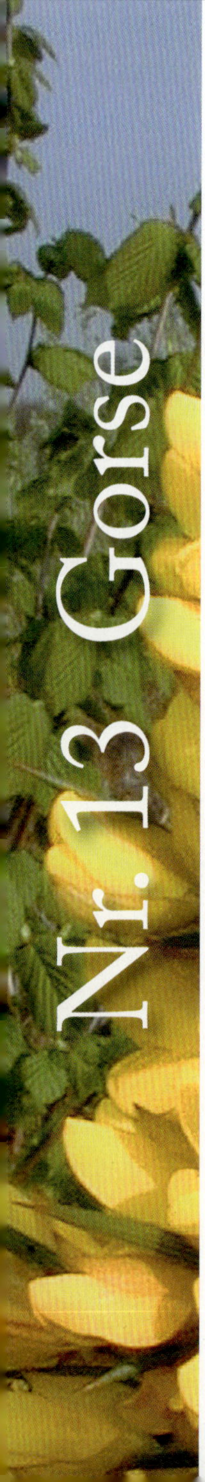

Nr. 13 Gorse

Blütengedanke

Die Blüte der Hoffnungslosigkeit.

Leitsatz

Gorse hilft bei totaler Resignation und vollkommener Hoffnungslosigkeit. Wenn man sich dazu berufen fühlt, zu leiden.

Affirmation

Ich erkenne, dass mein tief verwurzelter Pessimismus nicht Lebenszweck sein kann. Ich überwinde eingefahrene Leidenswege.

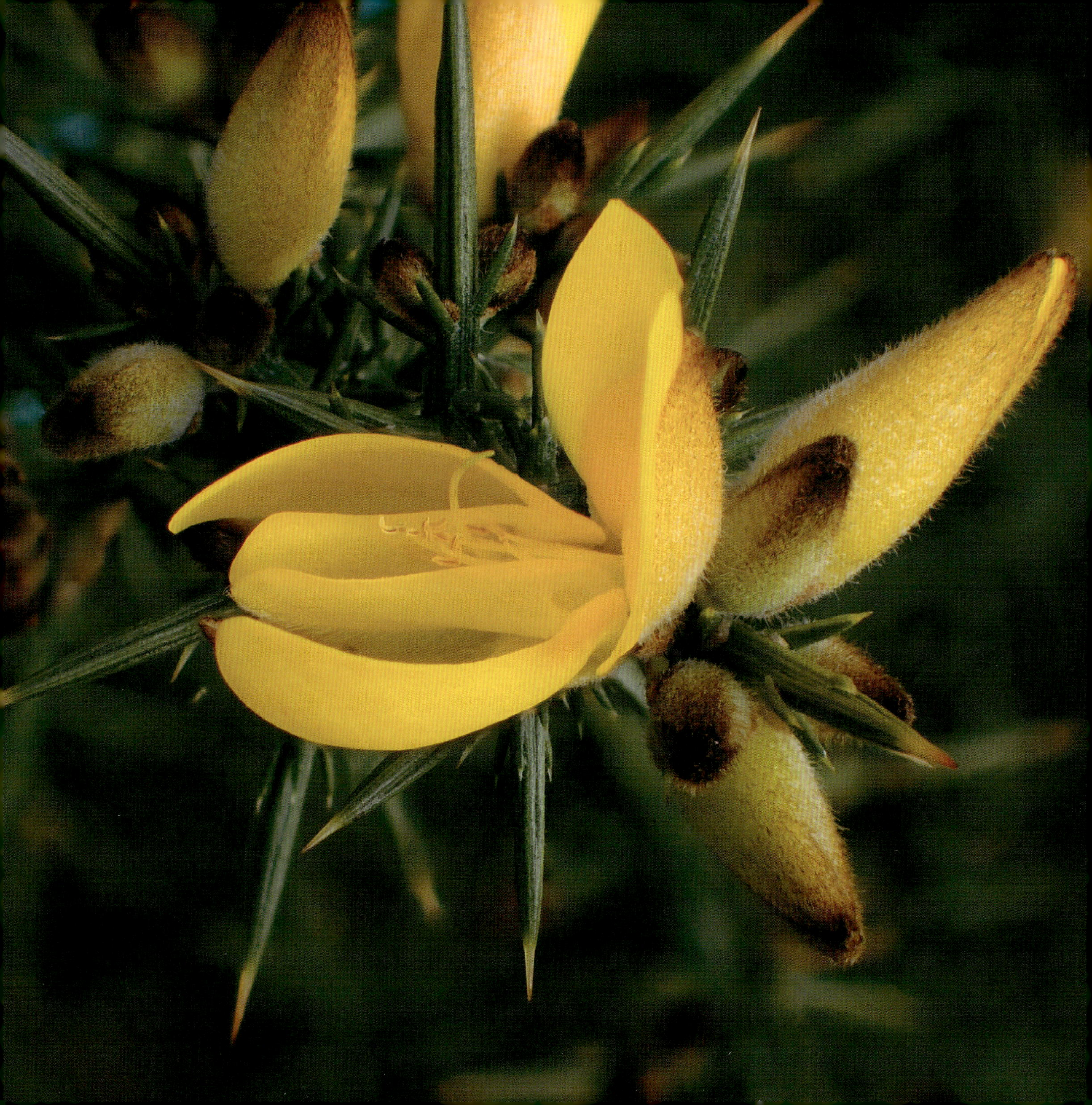

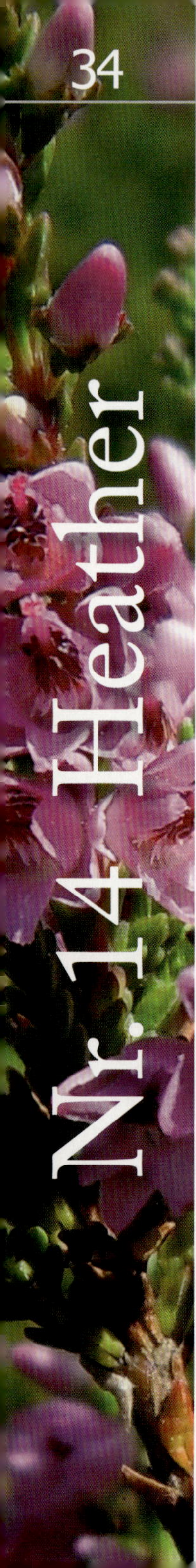

Blütengedanke

Die Blüte der Ich-Bezogenheit.

Leitsatz

Heather hilft bei übersteigertem Verlangen nach Publikum zur Selbstdarstellung. Hilft bei Unsicherheit.

Affirmation

Ich muss nicht ständig im Mittelpunkt stehen. Ich fühle mich auch ohne Publikum sicher.

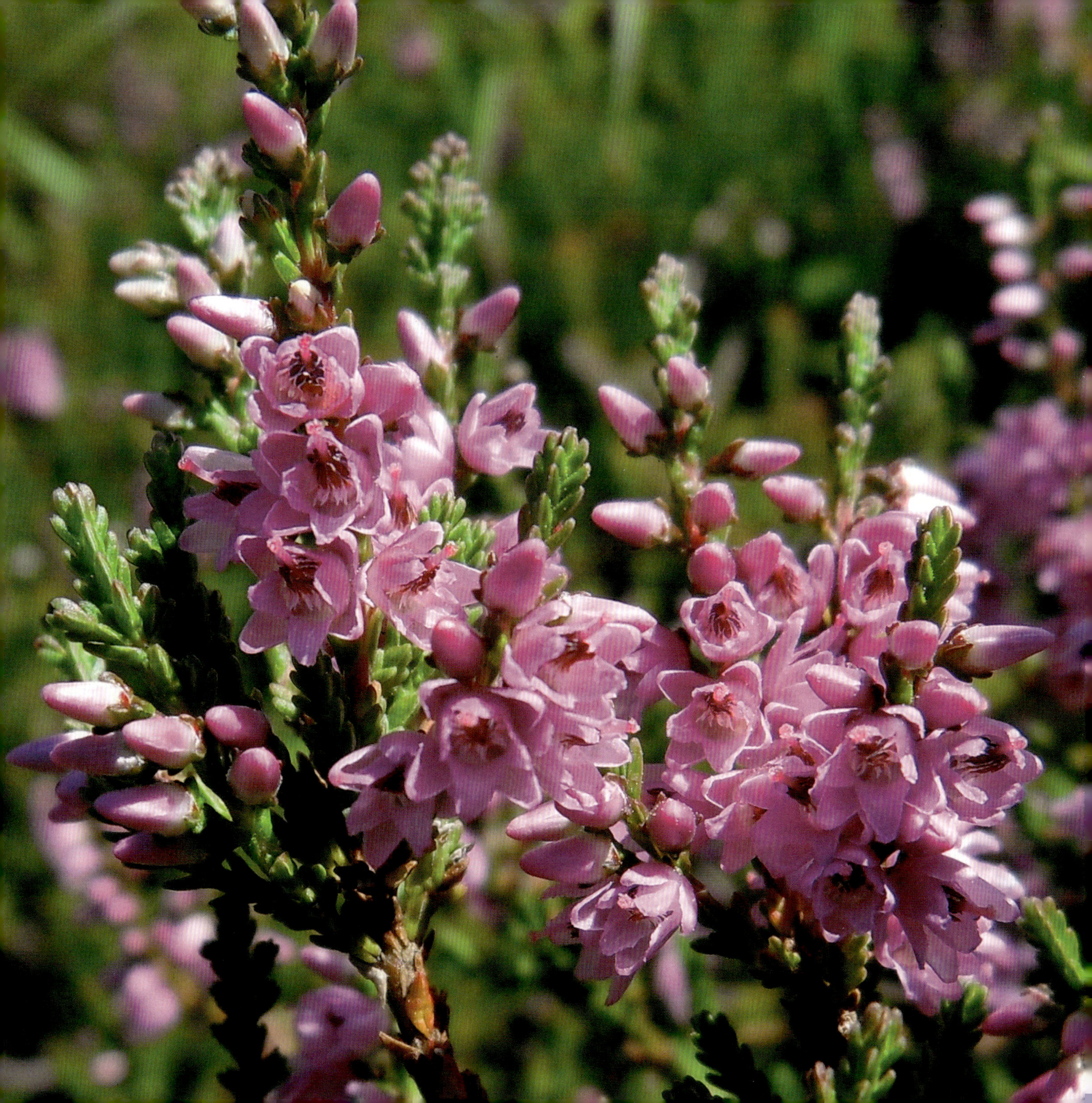

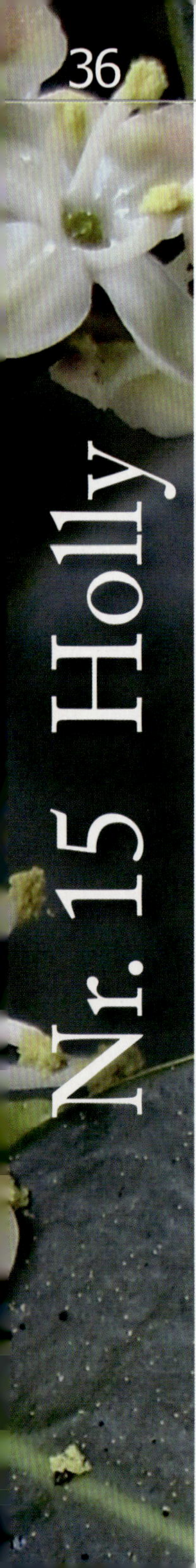

Nr. 15 Holly

Blütengedanke

Die Blüte der Eifersucht.

Leitsatz

Holly hilft dabei, Eifersucht, Misstrauen, Hass und Neidgefühle zu überwinden.

Affirmation

Ich bin freundlich zu mir selbst und anderen. Ich liebe und kann Liebe empfangen.

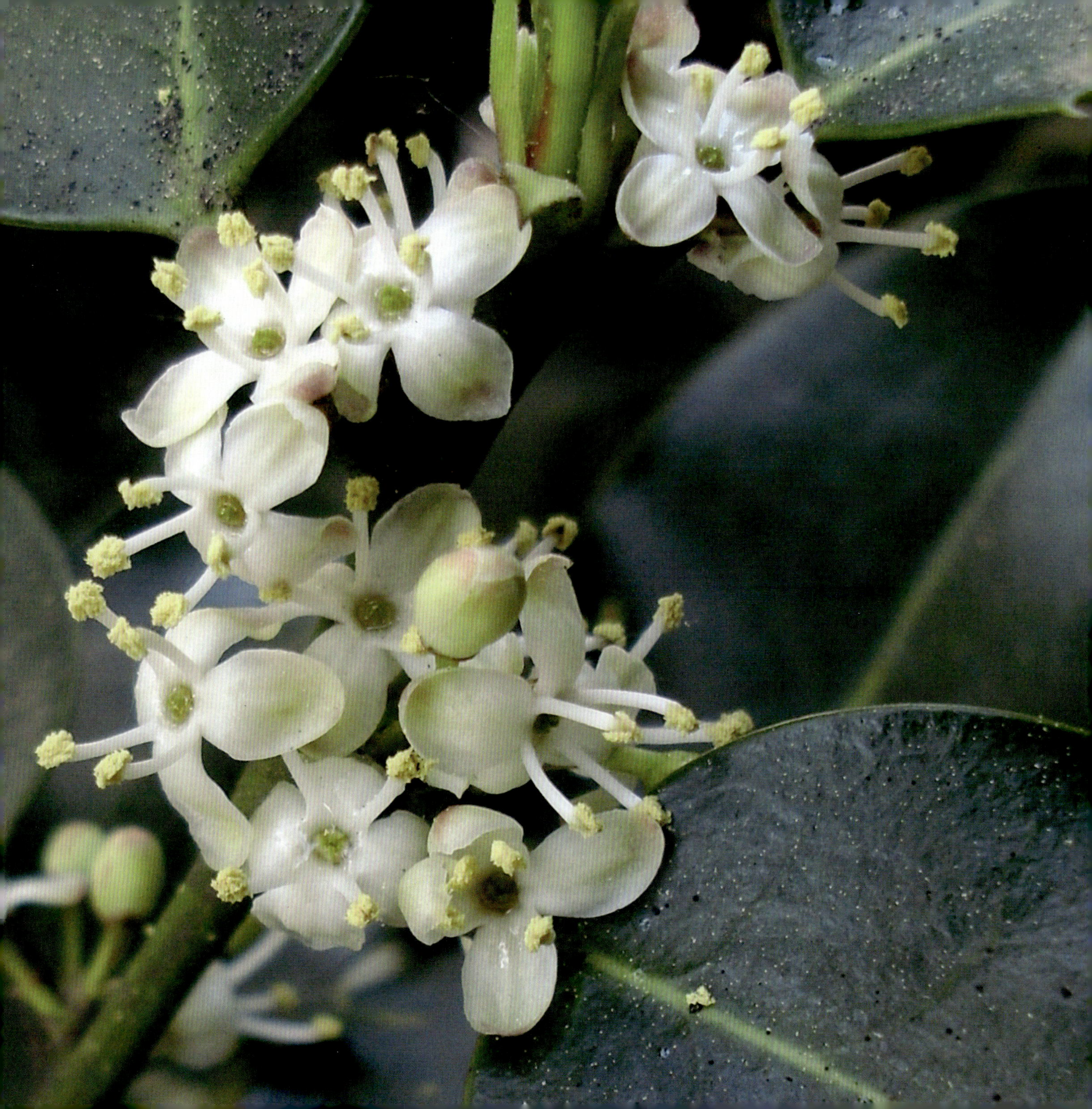

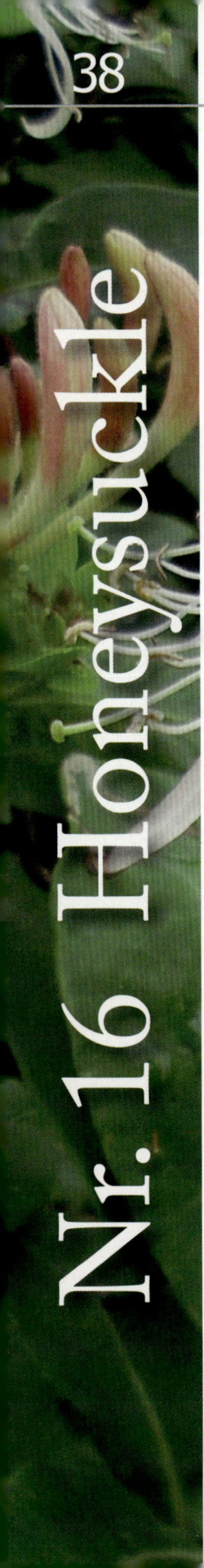

Nr. 16 Honeysuckle

Blütengedanke

Die Blüte der Vergangenheitsliebe.

Leitsatz

Honeysuckle hilft, wenn man Vergangenem nachtrauert. Hilft, Veränderungen besser zu akzeptieren.

Affirmation

Ich lasse die Vergangenheit in Frieden ruhen und lebe freudig im Hier und Jetzt.

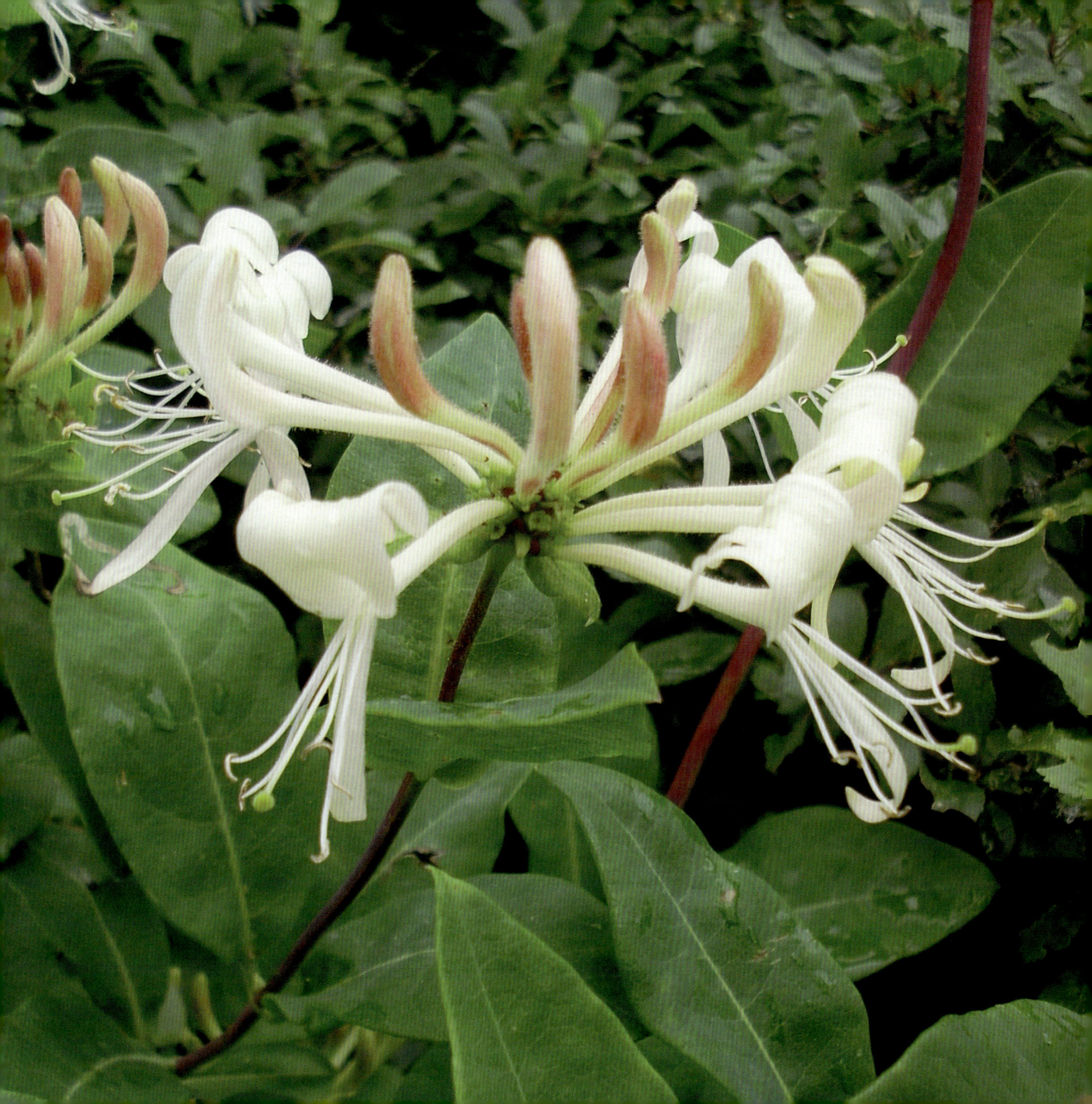

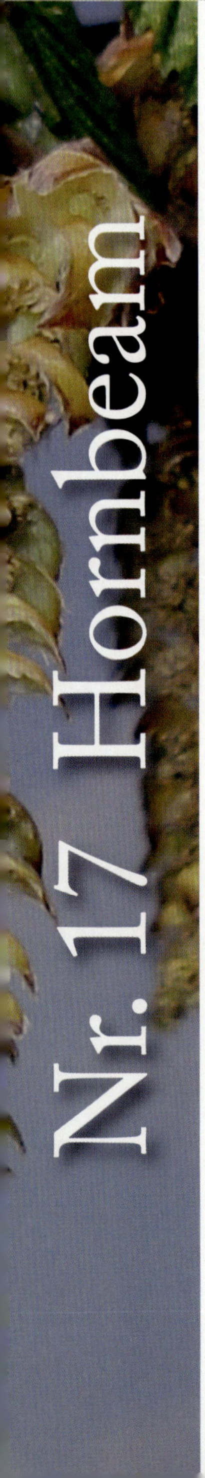

Nr. 17 Hornbeam

Blütengedanke

Die Blüte der Kraftlosigkeit.

Leitsatz

Hornbeam hilft, wenn man sich durch Alltägliches überfordert fühlt. Spendet Vitalität und Lebensfreude.

Affirmation

Ich besitze genügend Kraft für meine Aufgaben und freue mich darauf, Schwierigkeiten zu meistern.

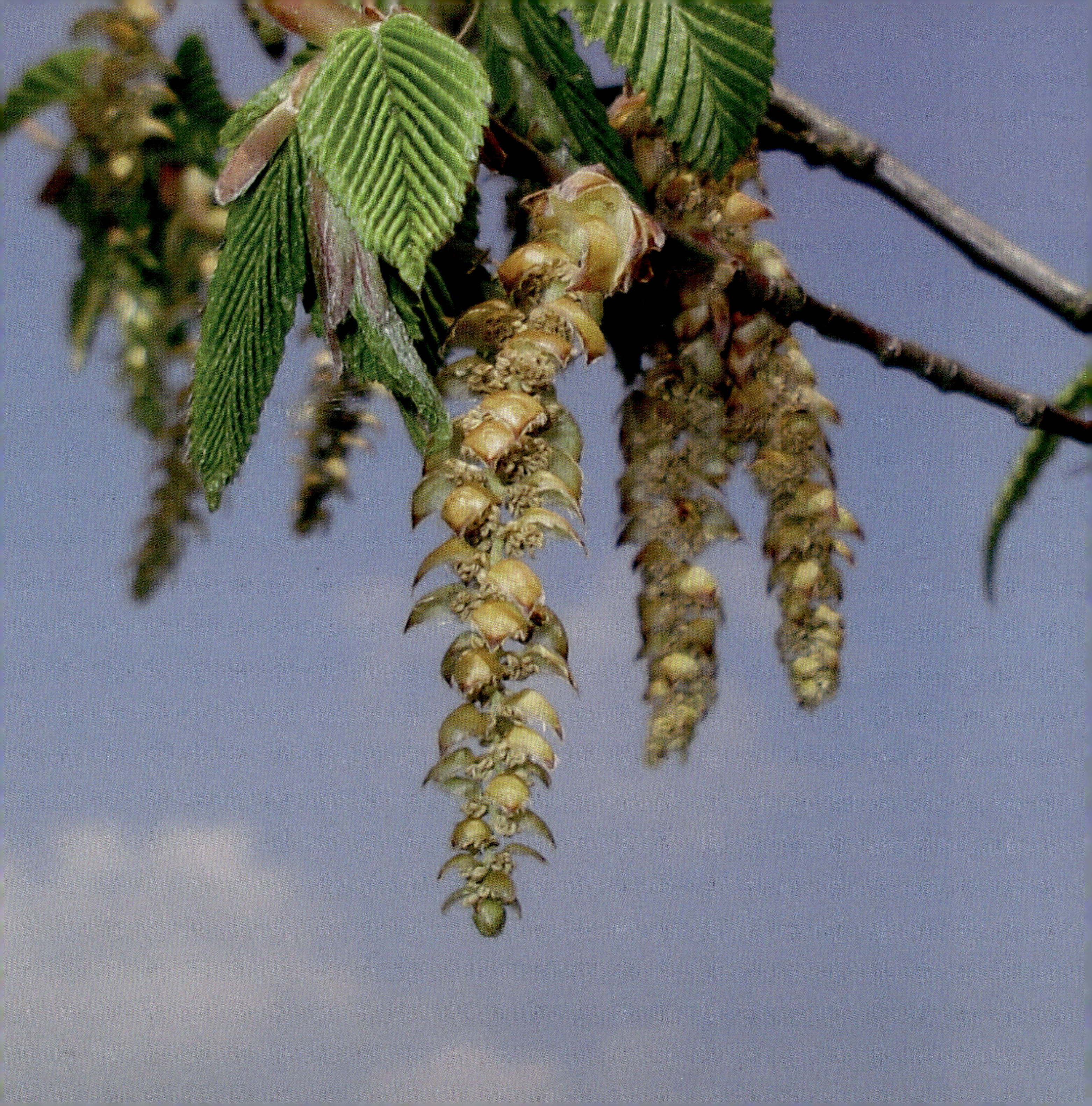

Blütengedanke

Die Blüte der Ungeduld.

Leitsatz

Impatiens hilft ungeduldigen hektischen Menschen. Wenn man wegen vermeintlicher Langsamkeit anderer ungeduldig ist.

Affirmation

Ich übe mich in Gelassenheit und passe meine Erwartungen an.

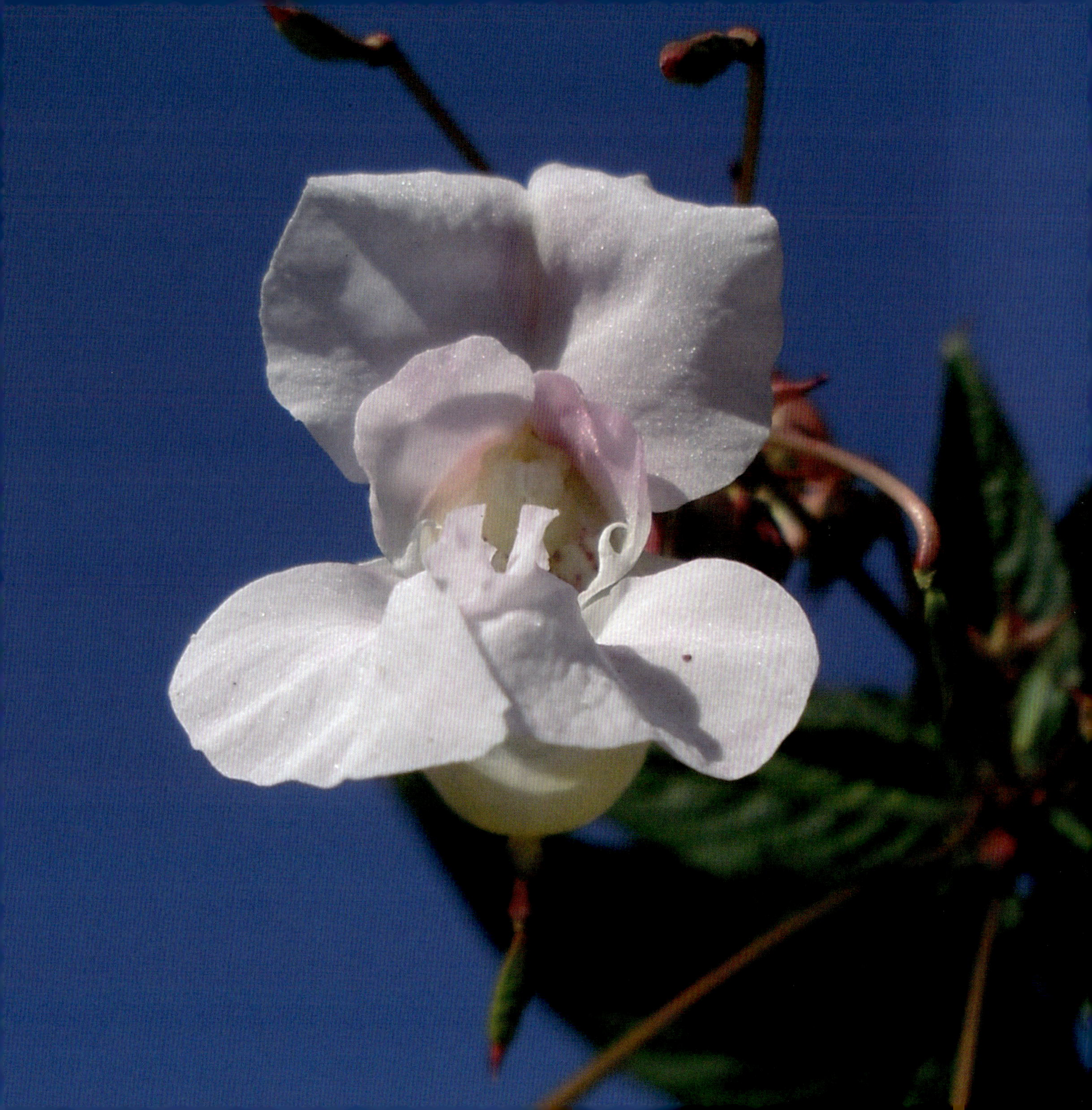

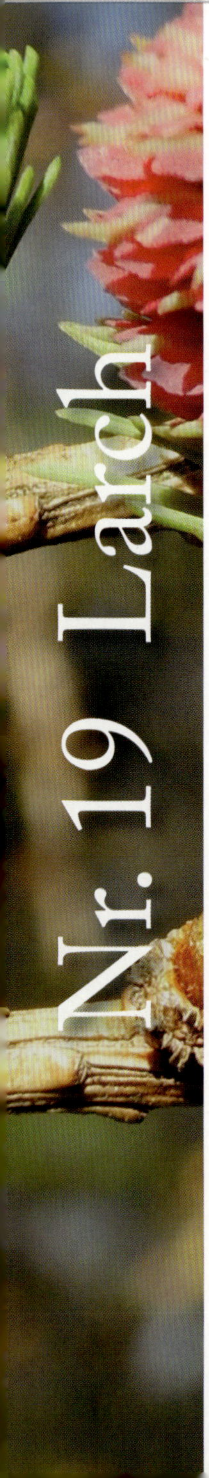

Blütengedanke

Die Blüte des Selbstvertrauens.

Leitsatz

Larch schenkt wieder Selbstvertrauen bei Minderwertigkeitsgefühlen. Überwindet Unterlegenheitsgefühle.

Affirmation

Ich gewinne auf meinem Lebensweg von Tag zu Tag mehr Selbstbewusstsein und Selbsterkenntnis.

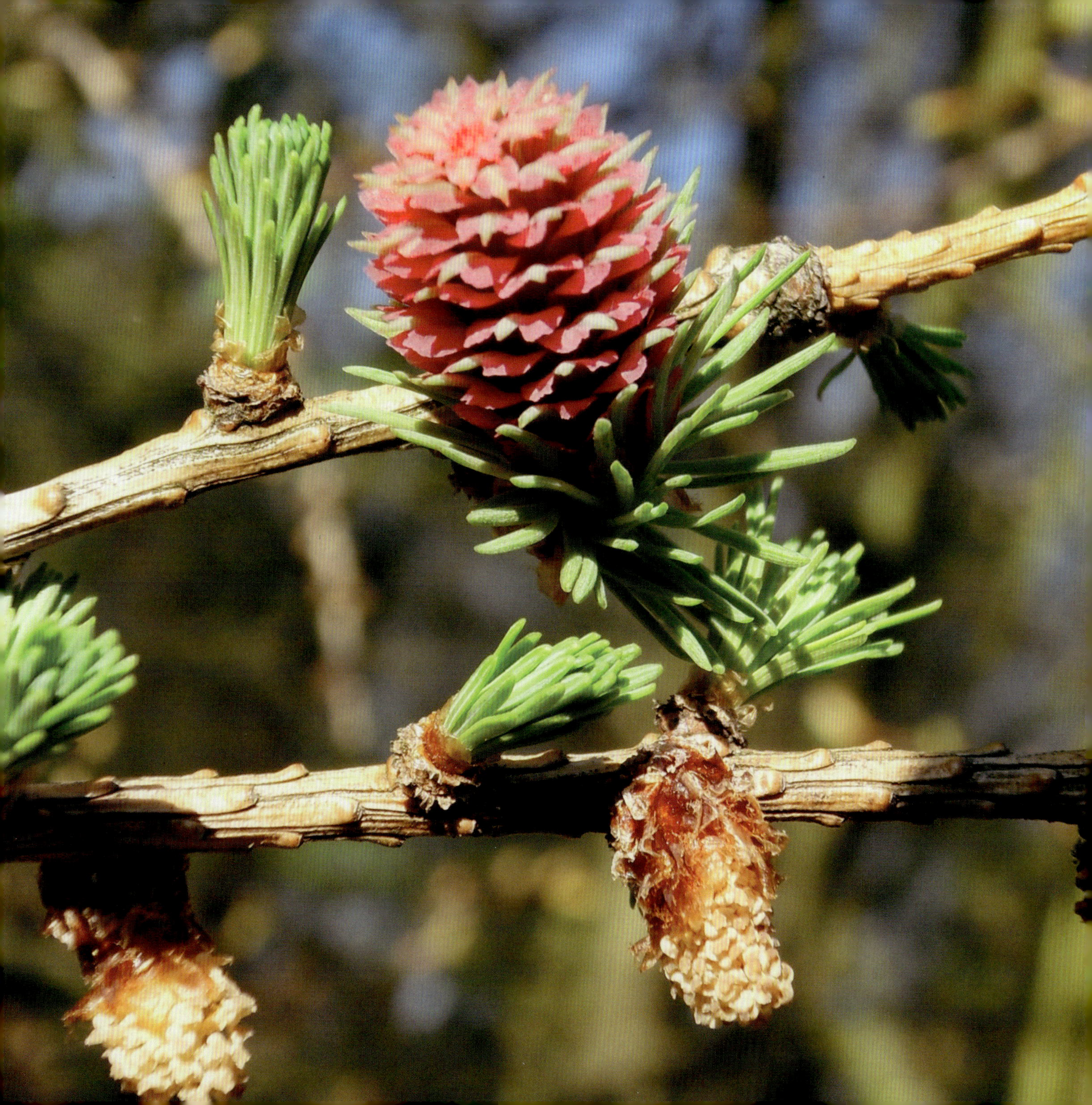

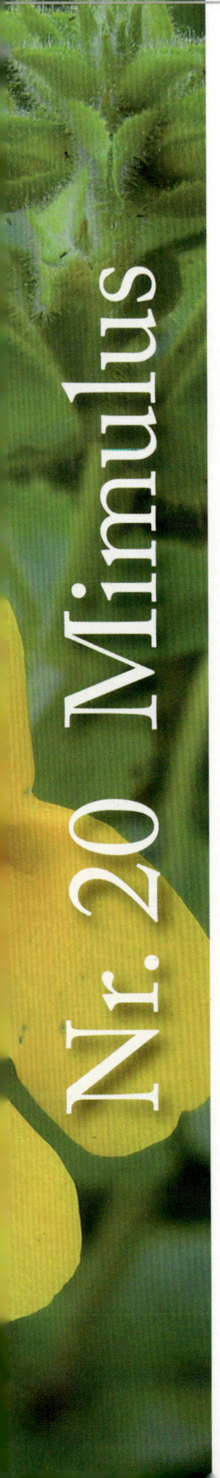

Blütengedanke

Die Blüte der konkreten Ängste.

Leitsatz

Mimulus hilft, Mut und Selbstsicherheit bei Angst vor konkreten Dingen zu entwickeln.

Affirmation

Ich nehme auf jeden Fall einen neuen Anlauf, auch wenn mich mein Mut verlässt.

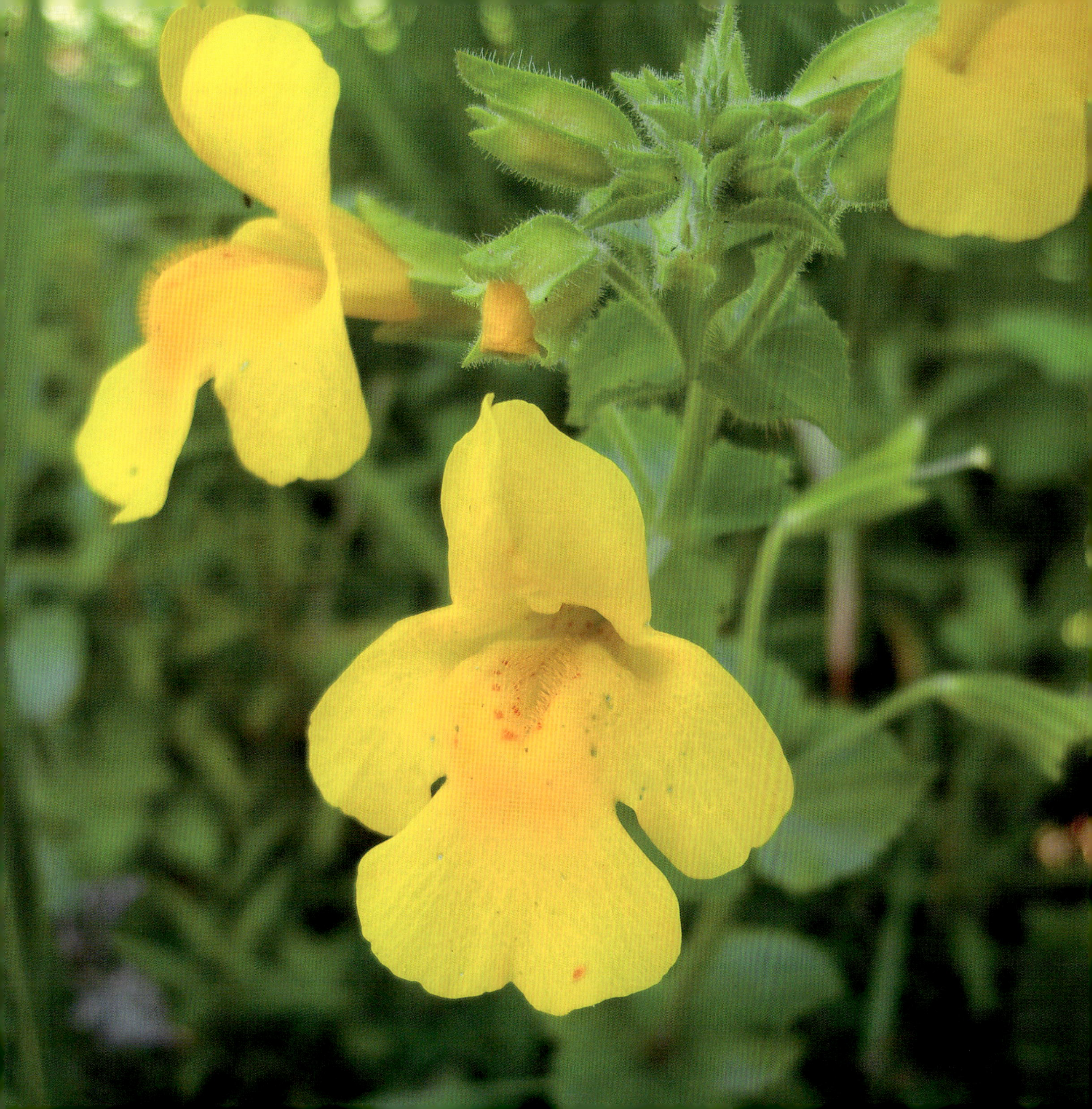

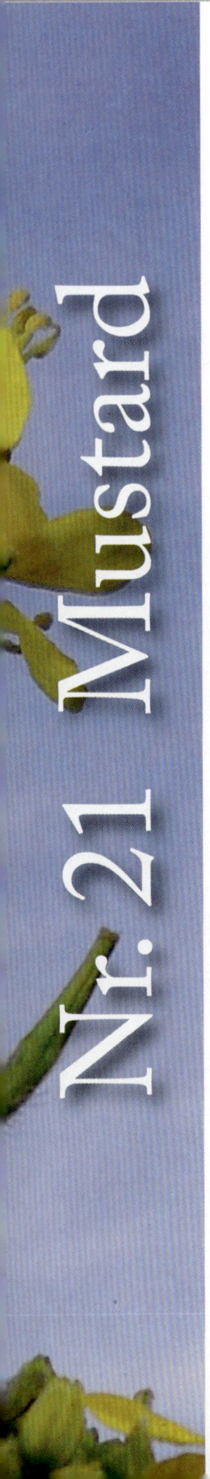

Blütengedanke

Die Blüte der Schwermut.

Leitsatz

Mustard hilft Schwermütigen, die aber an sich keinen Grund zur Schwermut haben, wieder einen Sinn und Freude zu finden.

Affirmation

Ich empfinde mein Leben als Freude und überwinde mein Leid durch rechtes Handeln.

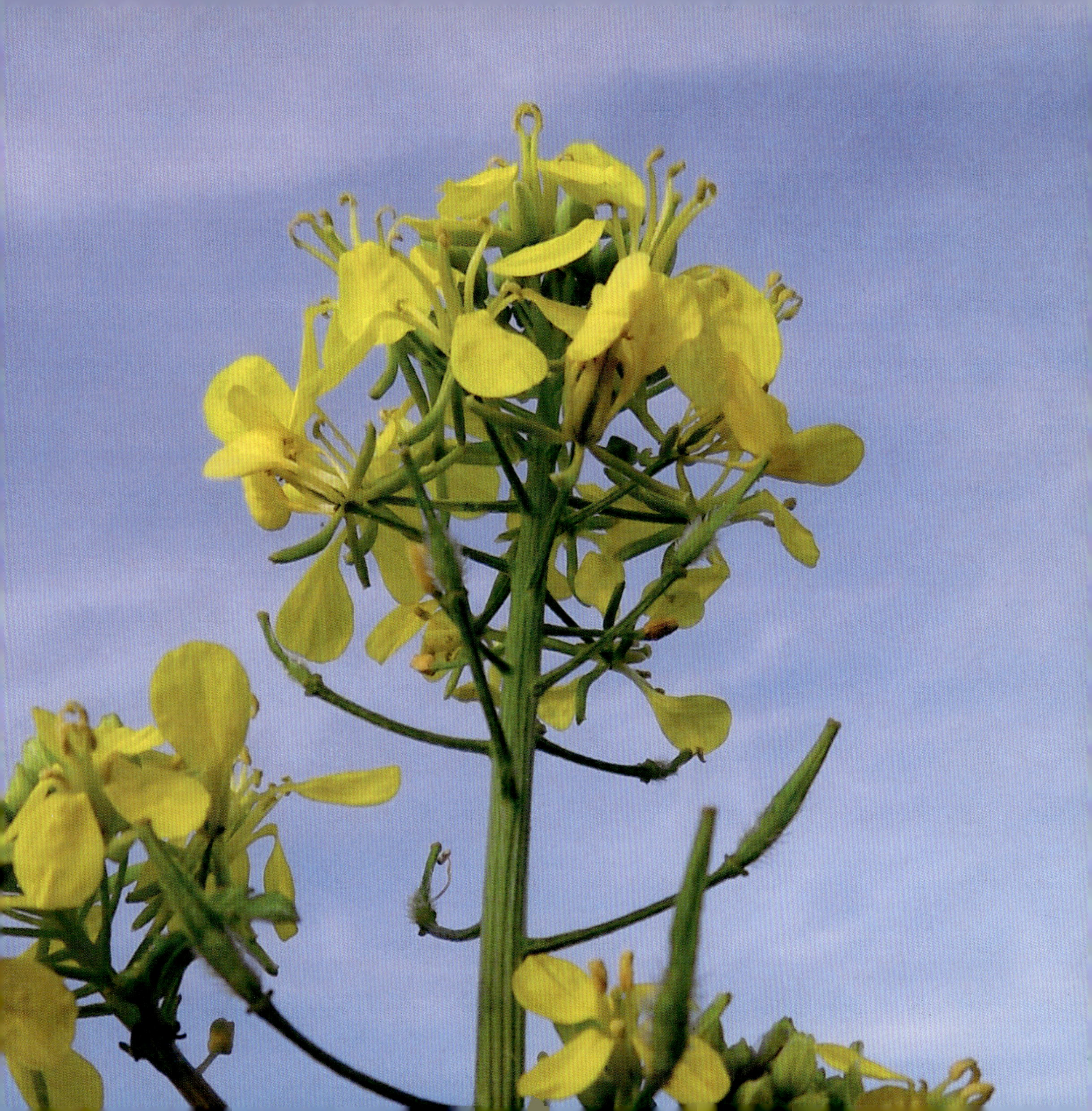

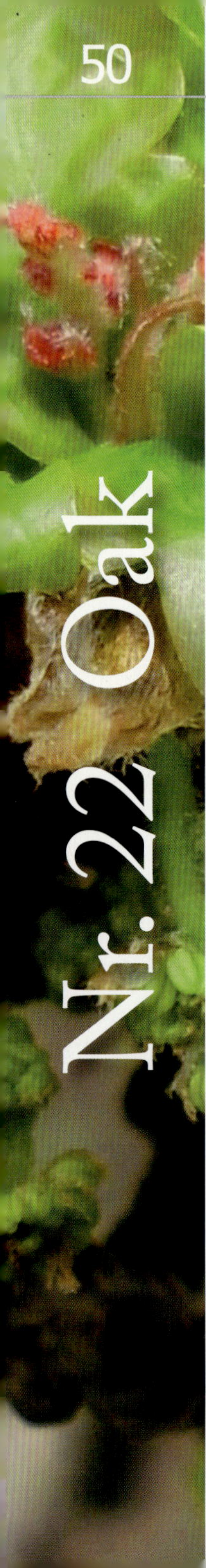

Nr. 22 Oak

Blütengedanke

Die Energieblüte.

Leitsatz

Oak hilft bei übertriebenem Einsatz und Eifer. Wenn man sich in Arbeit verzehrt, auch wenn der Erfolg nicht eintritt.

Affirmation

Ich meistere jede Aufgabe kraftvoll und voller Energie. Ich überfordere mich dabei aber nicht.

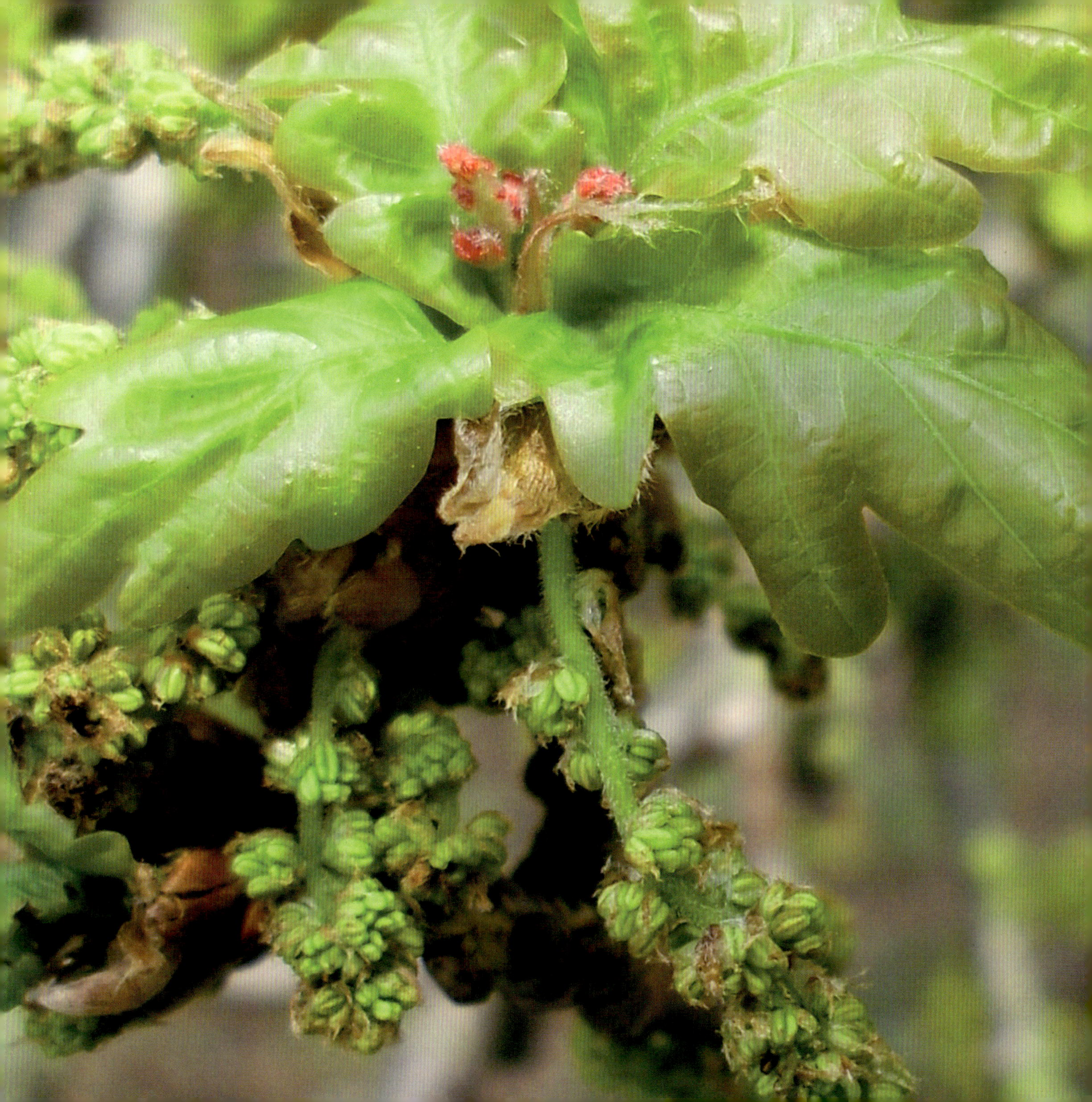

Blütengedanke

Die Blüte der Erschöpfung.

Leitsatz

Olive verleiht bei körperlicher sowie seelischer Erschöpfung wieder Kraft und Energie.

Affirmation

Ich überwinde meine Erschöpfung und setze meine Energie sinnvoll ein.

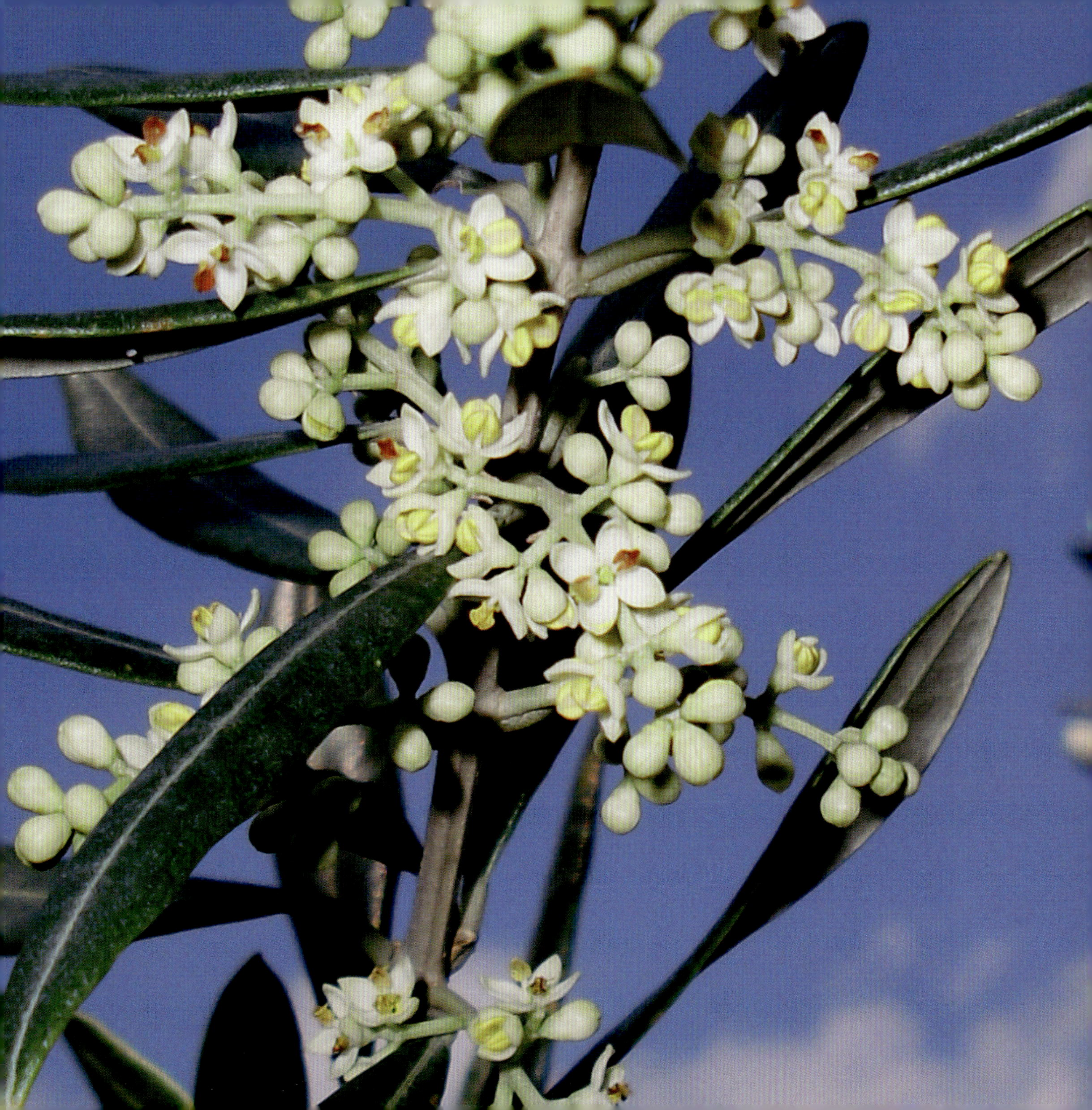

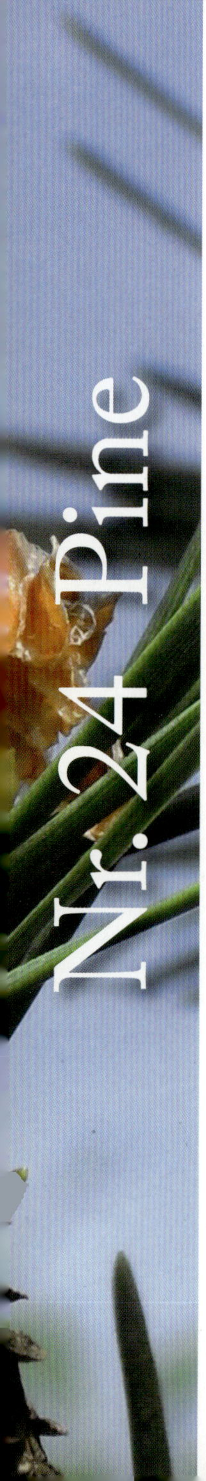

Nr. 24 Pine

Blütengedanke

Die Blüte der Selbstvorwürfe.

Leitsatz

Pine hilft, wenn man meint, an allem Schuld zu sein und sich Vorwürfe macht.

Affirmation

Ich fühle mich nicht schuldig und vergebe mir und anderen.

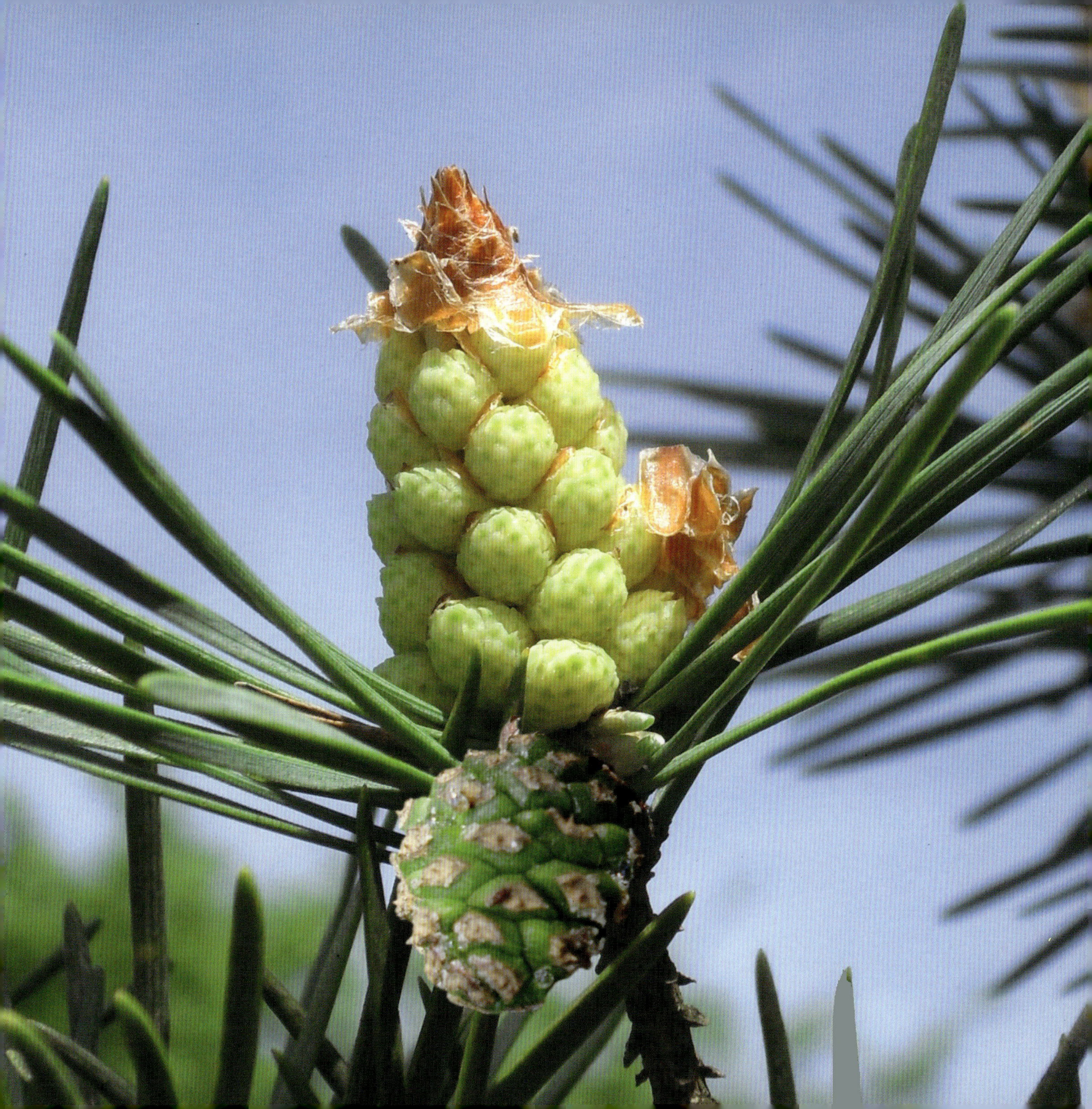

Nr. 25 Red Chestnut

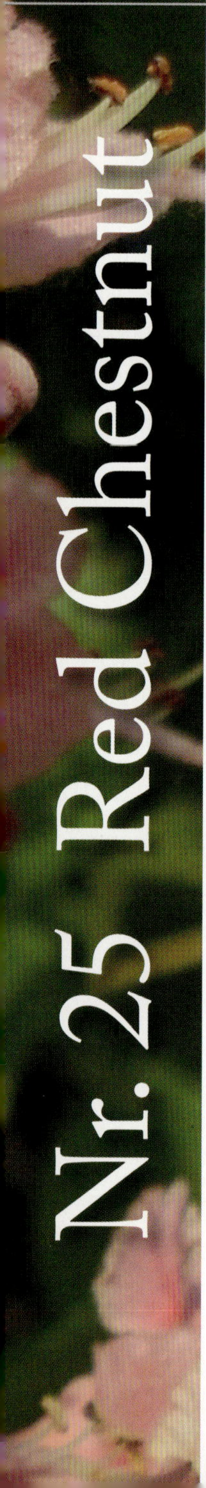

Blütengedanke

Die Blüte der Überfürsorge.

Leitsatz

Red Chestnut verhilft bei übertriebener Fürsorge zu Gelassenheit. Wenn man sich zu stark um andere Gedanken macht.

Affirmation

Ich lerne loszulassen und finde den rechten Abstand. Ich sehe ein, dass ich mir nicht ständig um andere Sorgen machen muss.

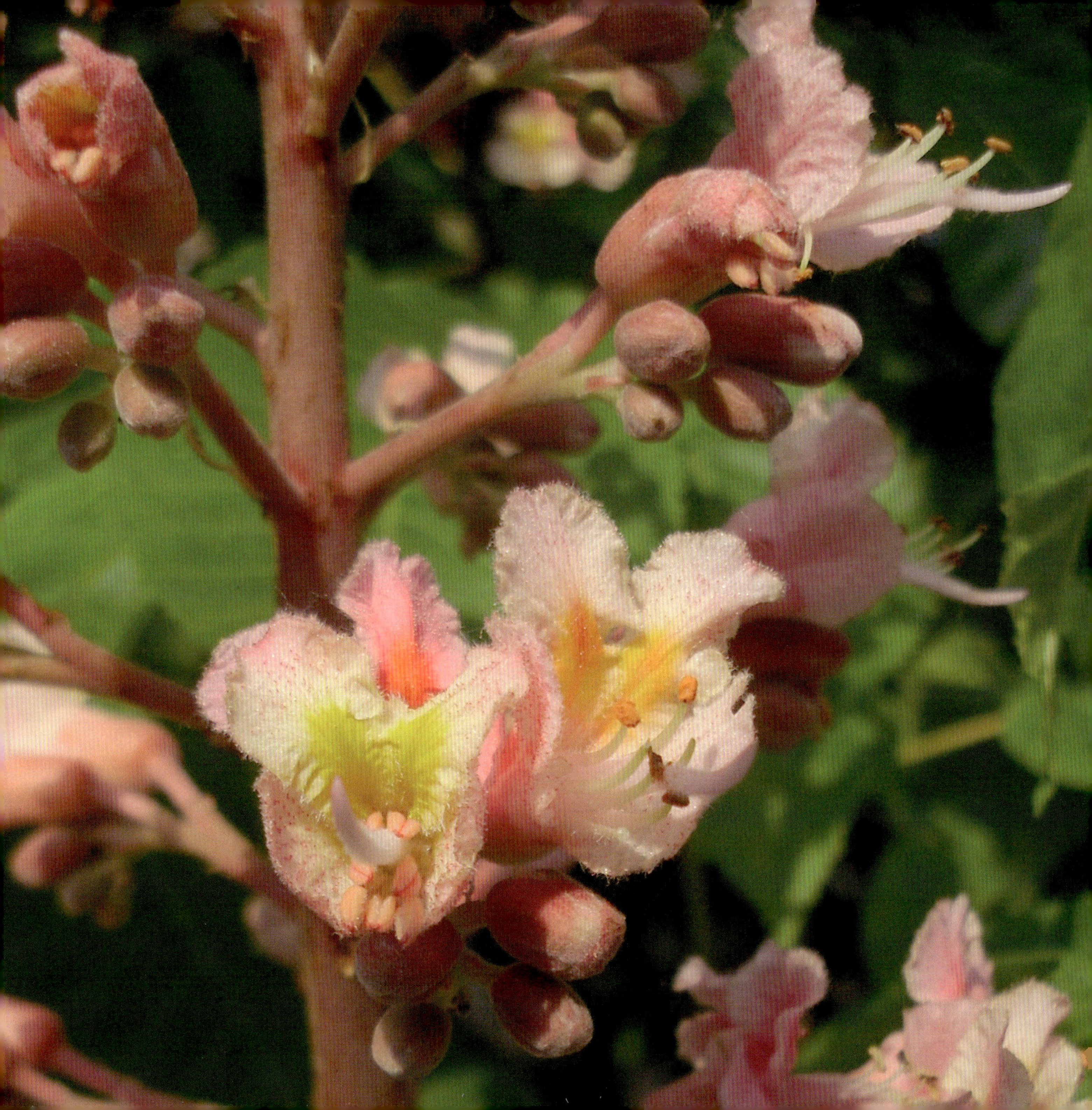

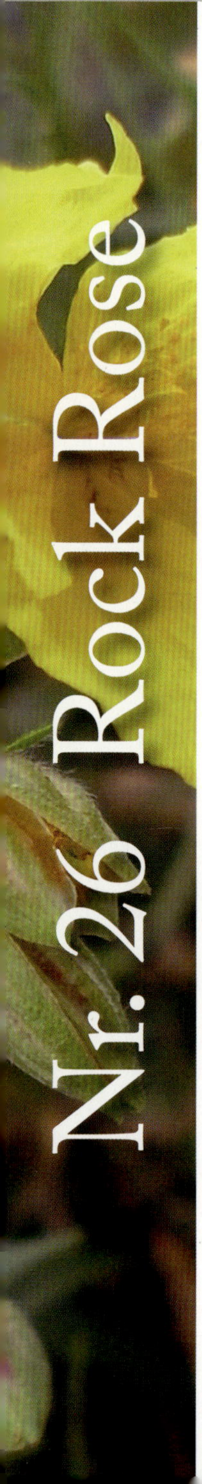

Nr. 26 Rock Rose

Blütengedanke

Die Panikblüte.

Leitsatz

Rock Rose verhilft zu Ruhe und zur Zuversicht in Krisensituationen. Wenn man von Angstgefühlen überrannt wird.

Affirmation

Ich finde mein inneres Gleichgewicht und bewahre es. Ich finde Frieden in mir.

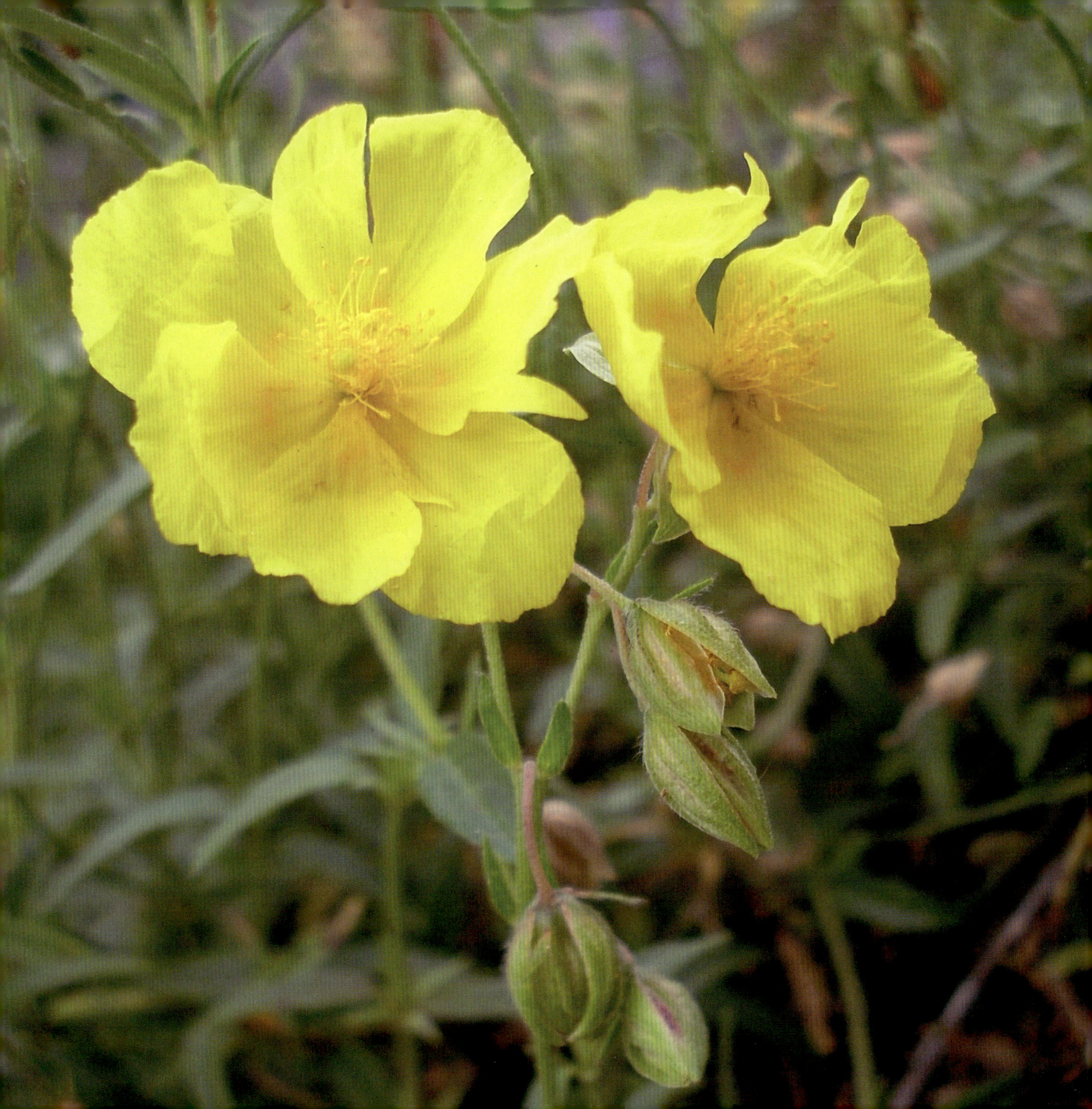

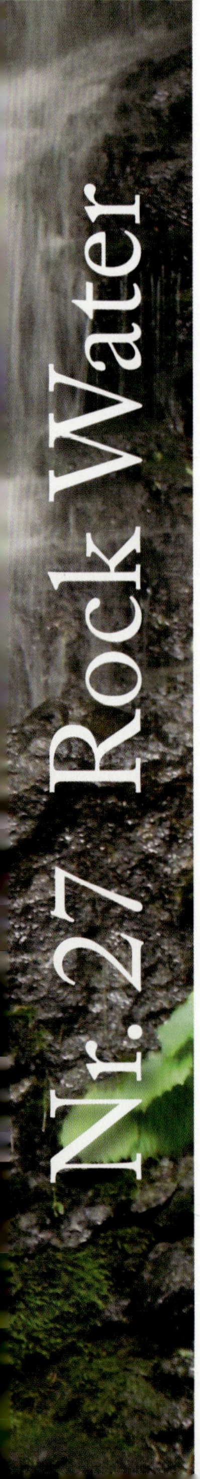

Nr. 27 Rock Water

Blütengedanke

Die Blüte der Starrheit.

Leitsatz

Rock Water verleiht mehr Beweglichkeit und Sanftmut, wenn man zu hart und starr (zu sich) ist.

Affirmation

Ich bin wie das Wasser - fliessend und anpassungsfähig. Ich werde durch Veränderungen lebendiger.

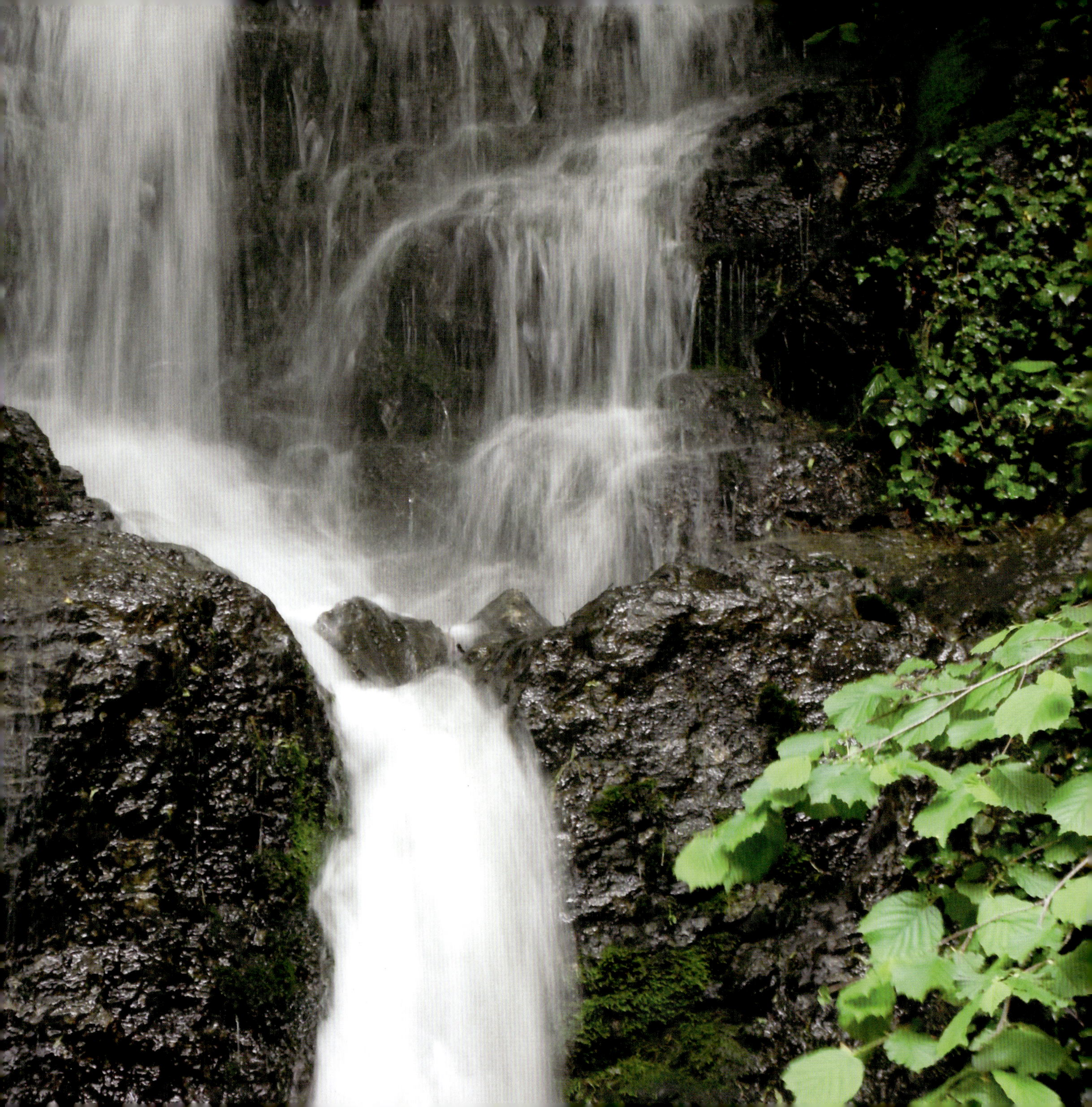

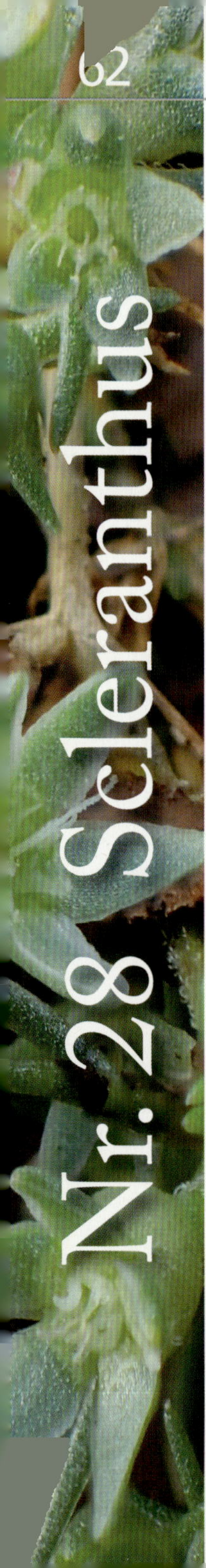

Blütengedanke

Die Blüte der Entscheidung.

Leitsatz

Scleranthus verleiht unschlüssigen und launischen Menschen mehr Entschlossenheit.

Affirmation

Ich kann Entscheidungen treffen, die auf klaren Gedanken und innerer Führung beruhen.

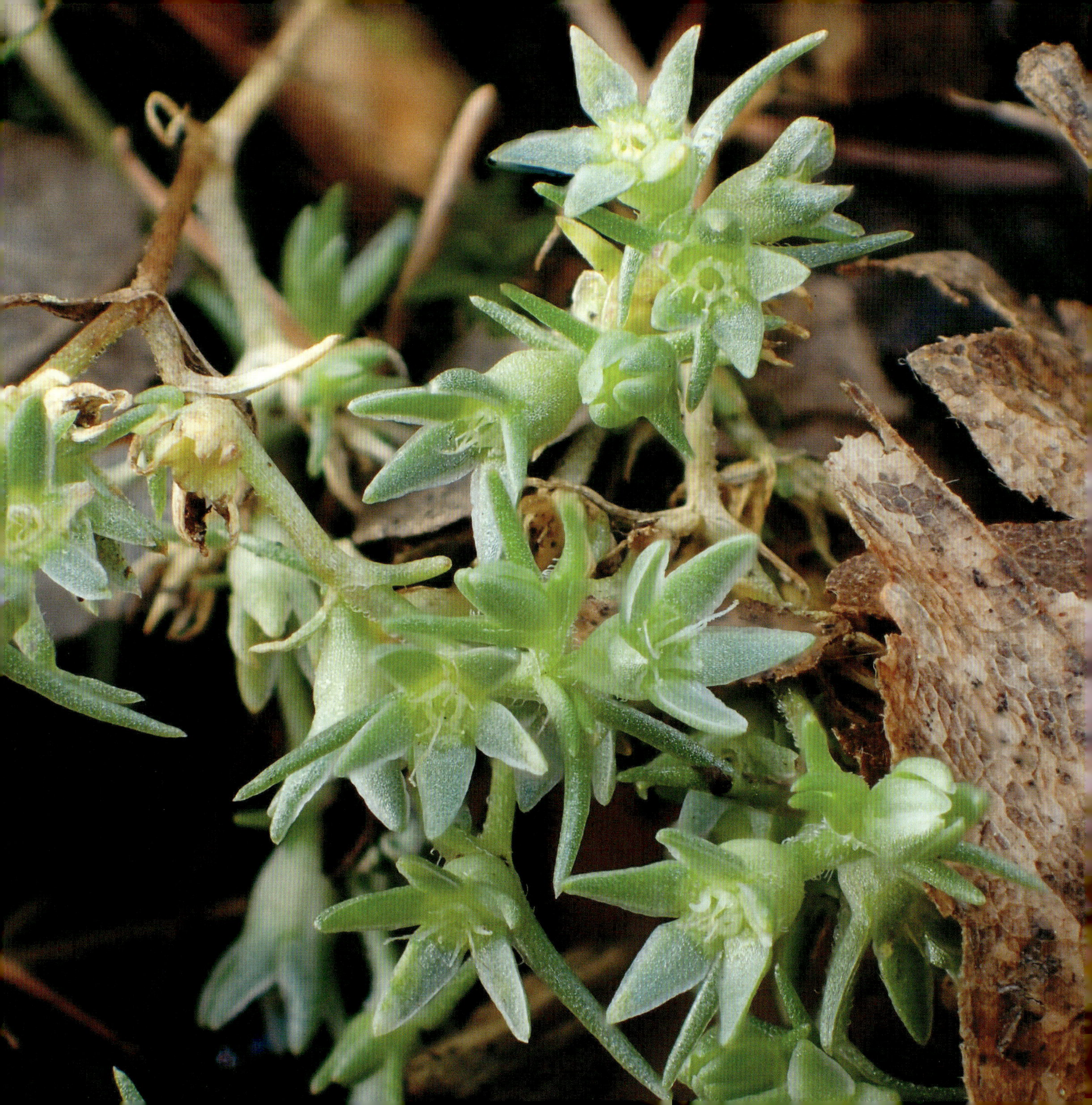

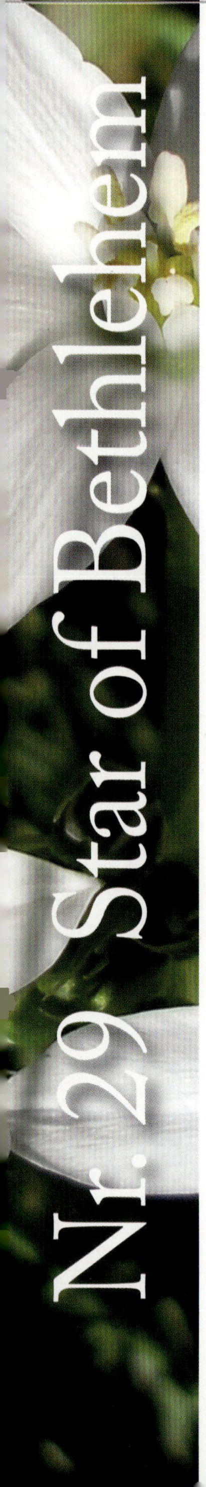

Blütengedanke

Die Trostblüte.

Leitsatz

Star of Bethlehem hilft bei Kummer sowie bei der Verarbeitung von erschütternden Erlebnissen – der Seelentröster.

Affirmation

Ich überwinde meinen Kummer und meinen Gram. Ich kehre in das Leben getröstet zurück.

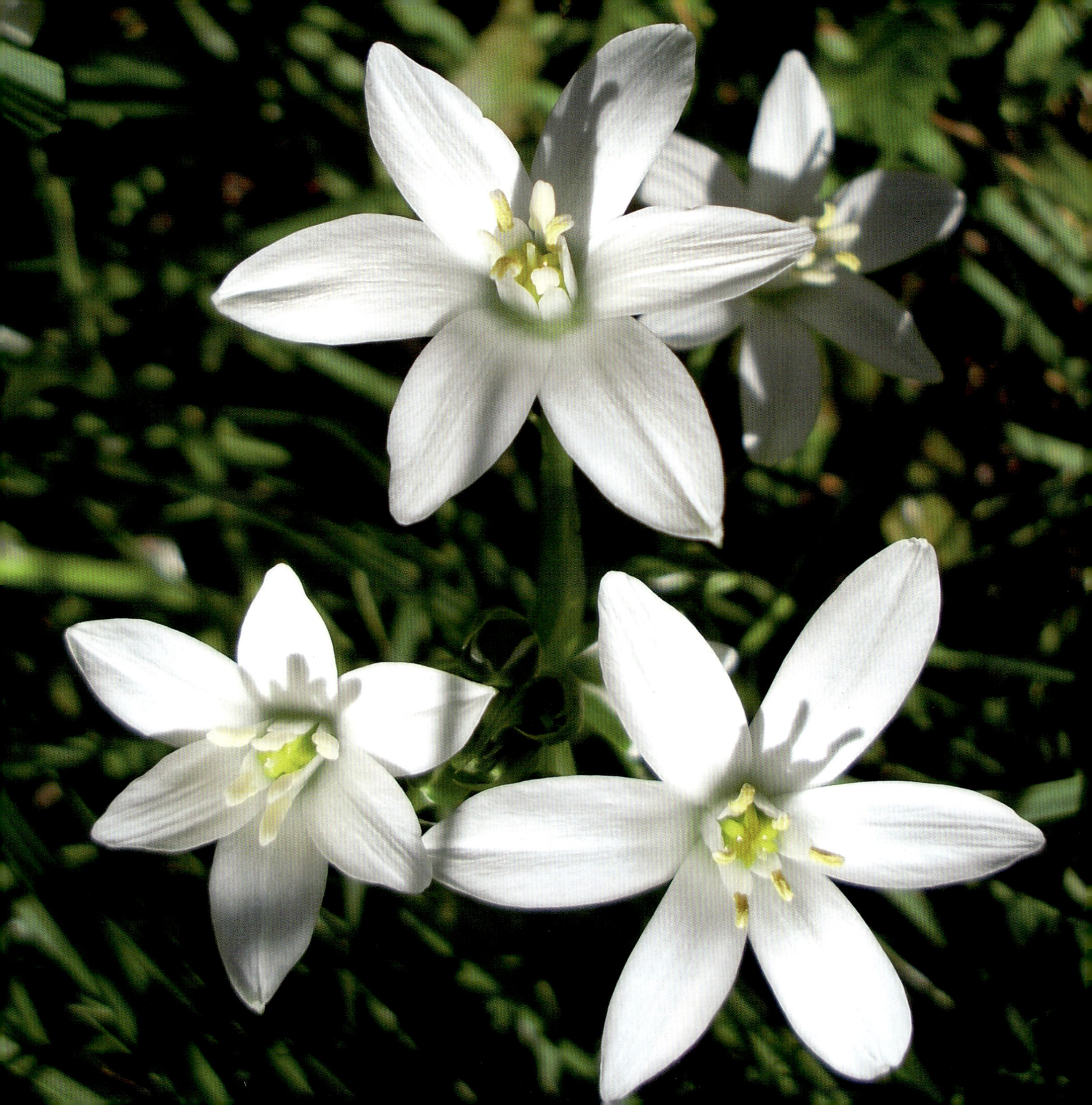

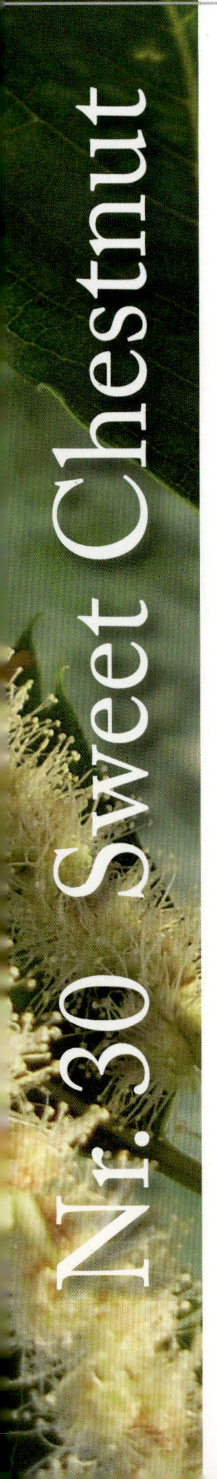

Nr.30 Sweet Chestnut

Blütengedanke

Die Blüte der Verzweiflung.

Leitsatz

Sweet Chestnut hilft, bei unerträglicher Verzweiflung in scheinbar auswegslosen Situationen durchzuhalten und Neues zu beginnen.

Affirmation

Ich finde einen Ausweg und erkenne die neue Chance. Ich vertraue auf Gott.

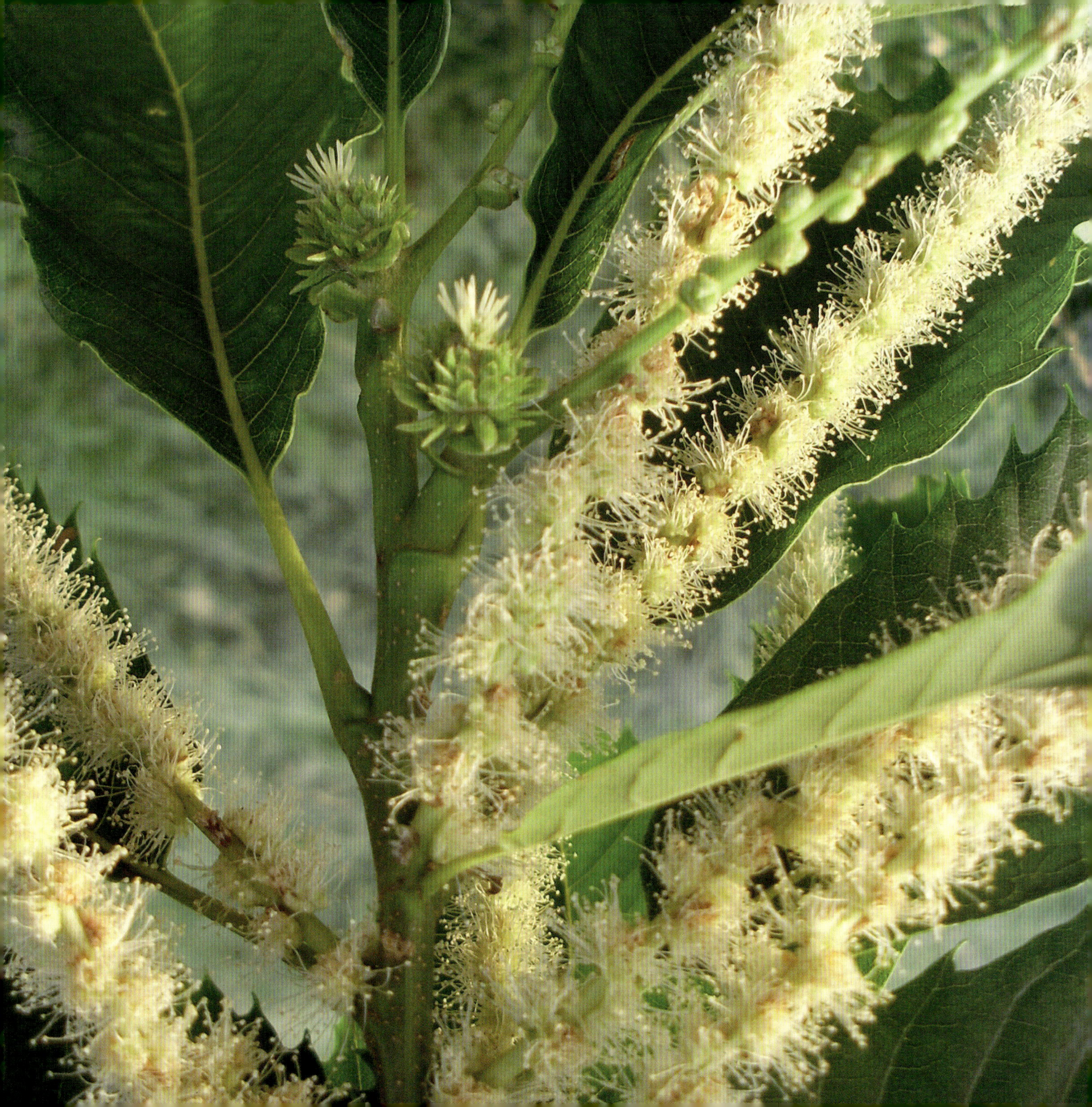

Nr. 31 Vervain

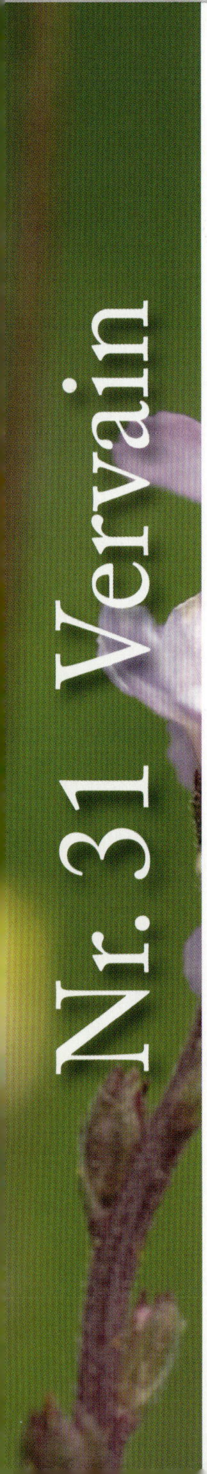

Blütengedanke

Die Blüte der Angemessenheit.

Leitsatz

Vervain hilft Übereifrigen, die ihre Grenzen überschreiten, sich zu mässigen und zu entspannen.

Affirmation

Ich finde das rechte Mass zwischen Übereifer und sinnvollem Tun. Ich setze meine Kräfte angemessen ein.

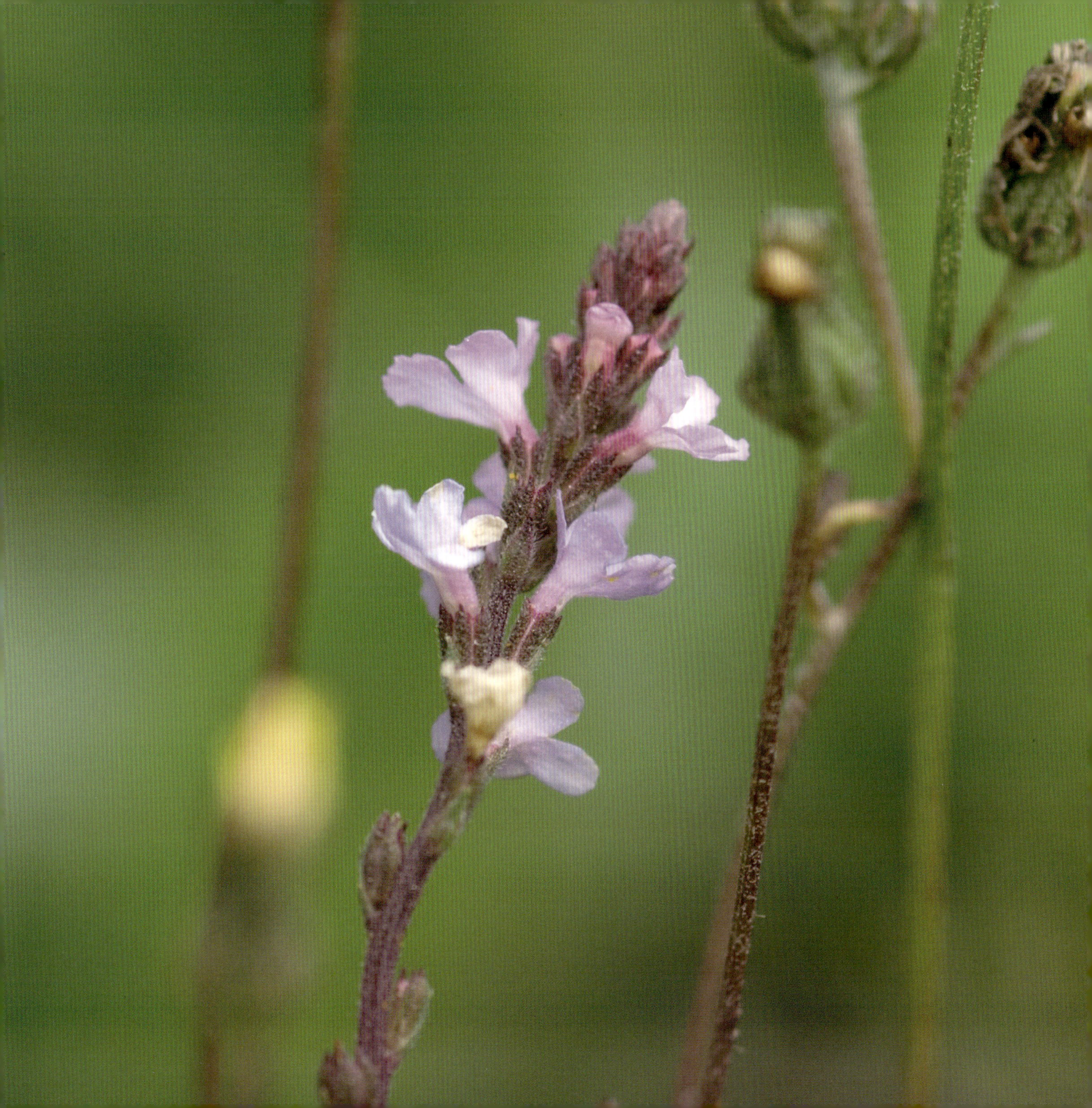

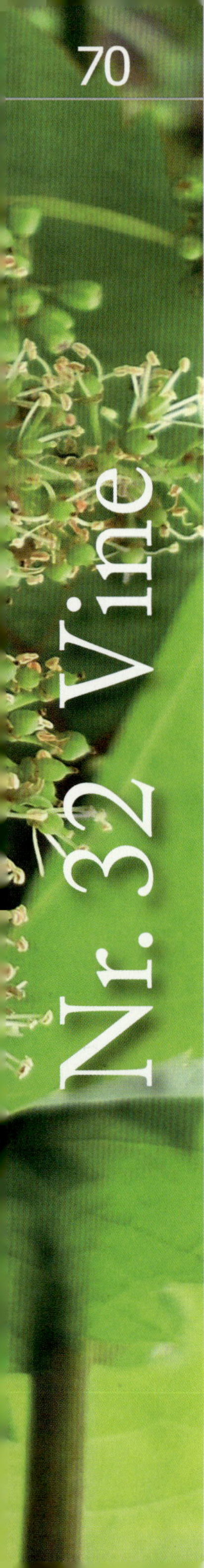

Blütengedanke

Die Dominanzblüte.

Leitsatz

Vine hilft, sich angemessener zu verhalten, wenn man andere schulmeistert und seinen Willen immer durchsetzen will.

Affirmation

Ich behandele andere mit Respekt und Gefühl. Ich frage mich, ob meine Ziele angemessen sind.

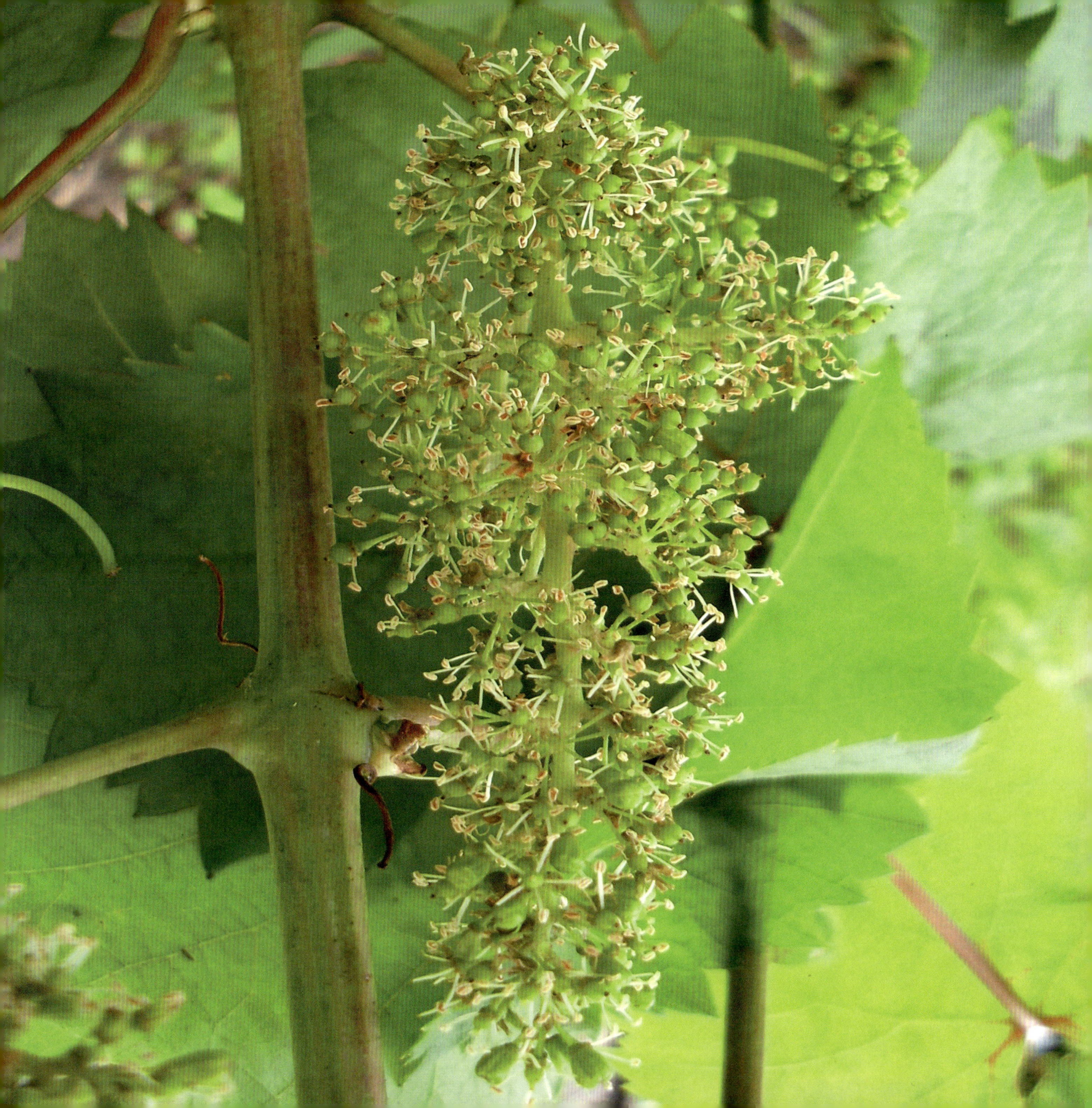

Nr. 33 Walnut

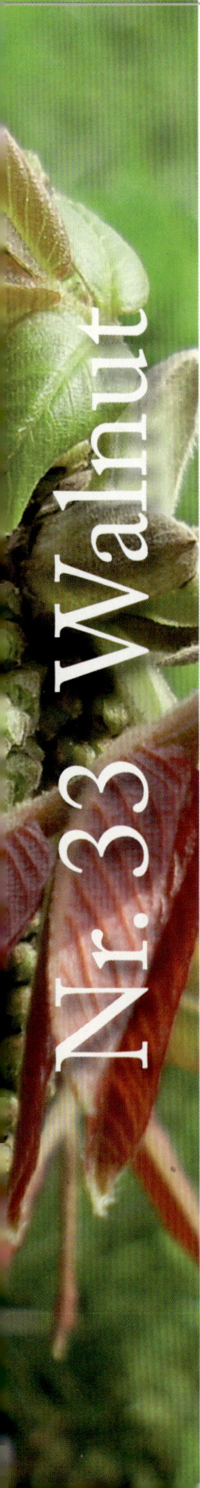

Blütengedanke

Die Blüte der Selbstverwirklichung.

Leitsatz

Walnut hilft, die eigenen Ziele nicht zu verlieren, wenn man sich leicht von anderen beeinflussen lässt. Macht offen für neue Erfahrungen.

Affirmation

Ich bleibe mir selbst treu und bin für alles Neue offen.

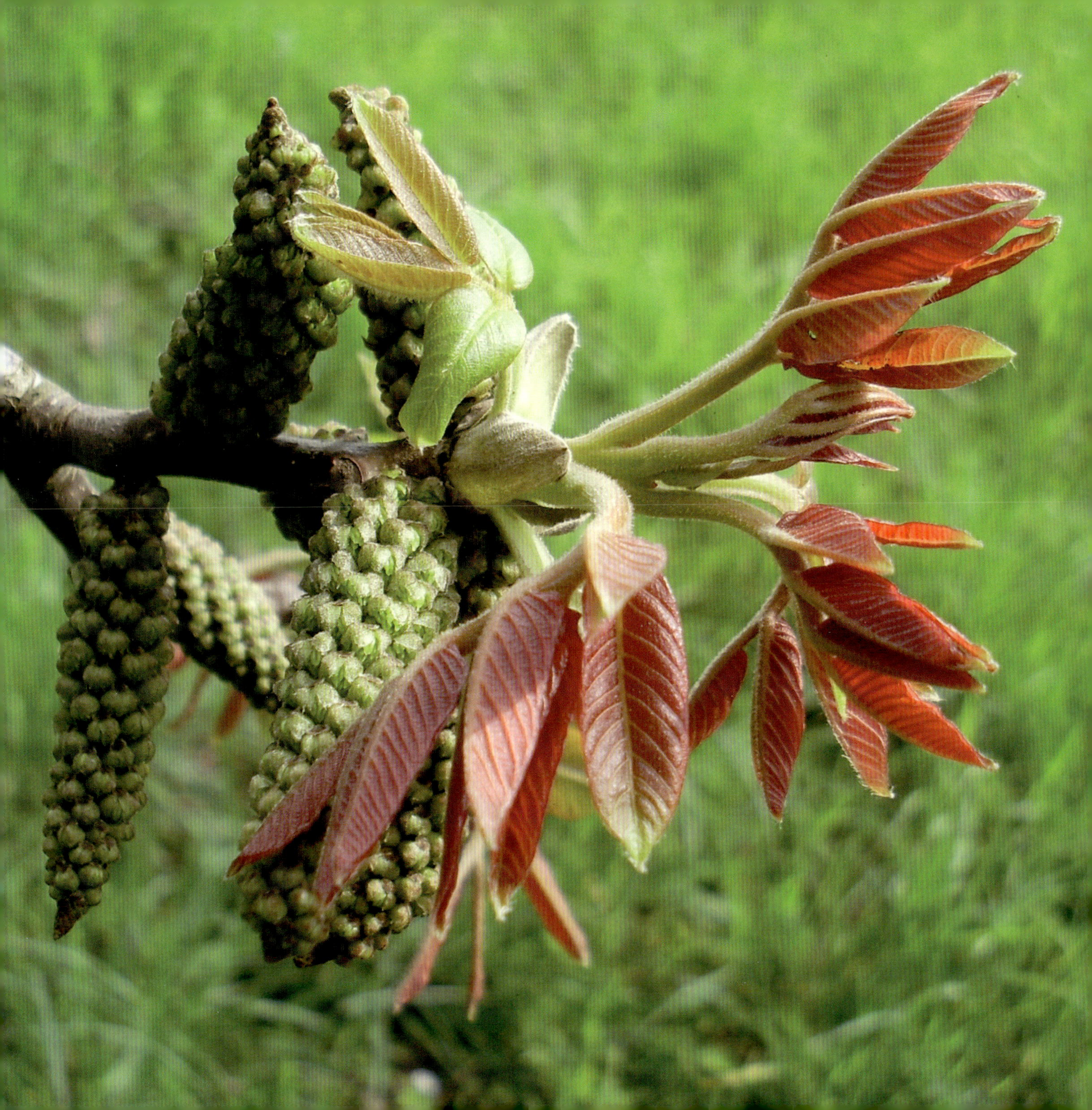

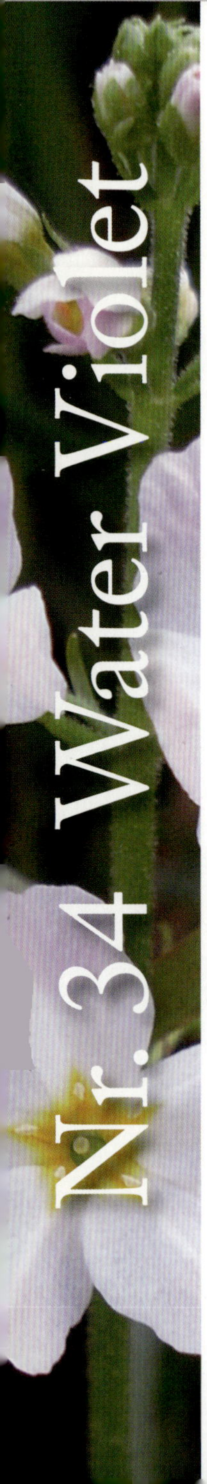

Nr. 34 Water Violet

Blütengedanke

Die Blüte der Unnahbarkeit.

Leitsatz

Water Violet hilft zur Offenheit und zum Zulassen von Nähe, wenn man sich ständig zurück zieht.

Affirmation

Ich bin eins mit mir und lasse andere an mich heran.

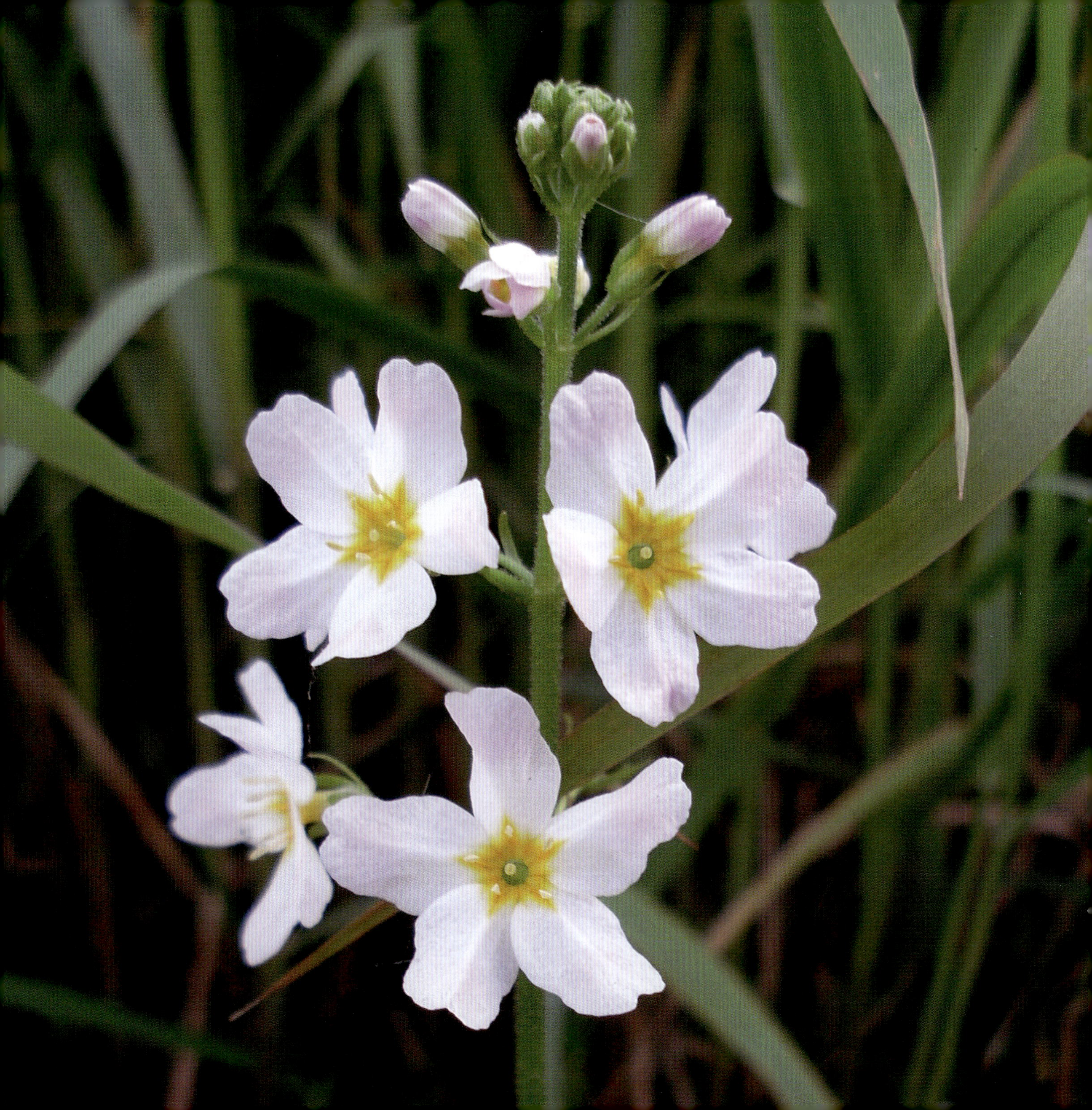

Nr. 35 White Chestnut

Blütengedanke

Die Sorgenblüte.

Leitsatz

White Chestnut verleiht innere Ruhe, wenn sorgenvolle Gedanken ständig im Kopf kreisen. Verhilft zu Konzentration.

Affirmation

Ich lasse nicht zu, dass Sorgen meinen Geist ablenken und fasse klare Gedanken.

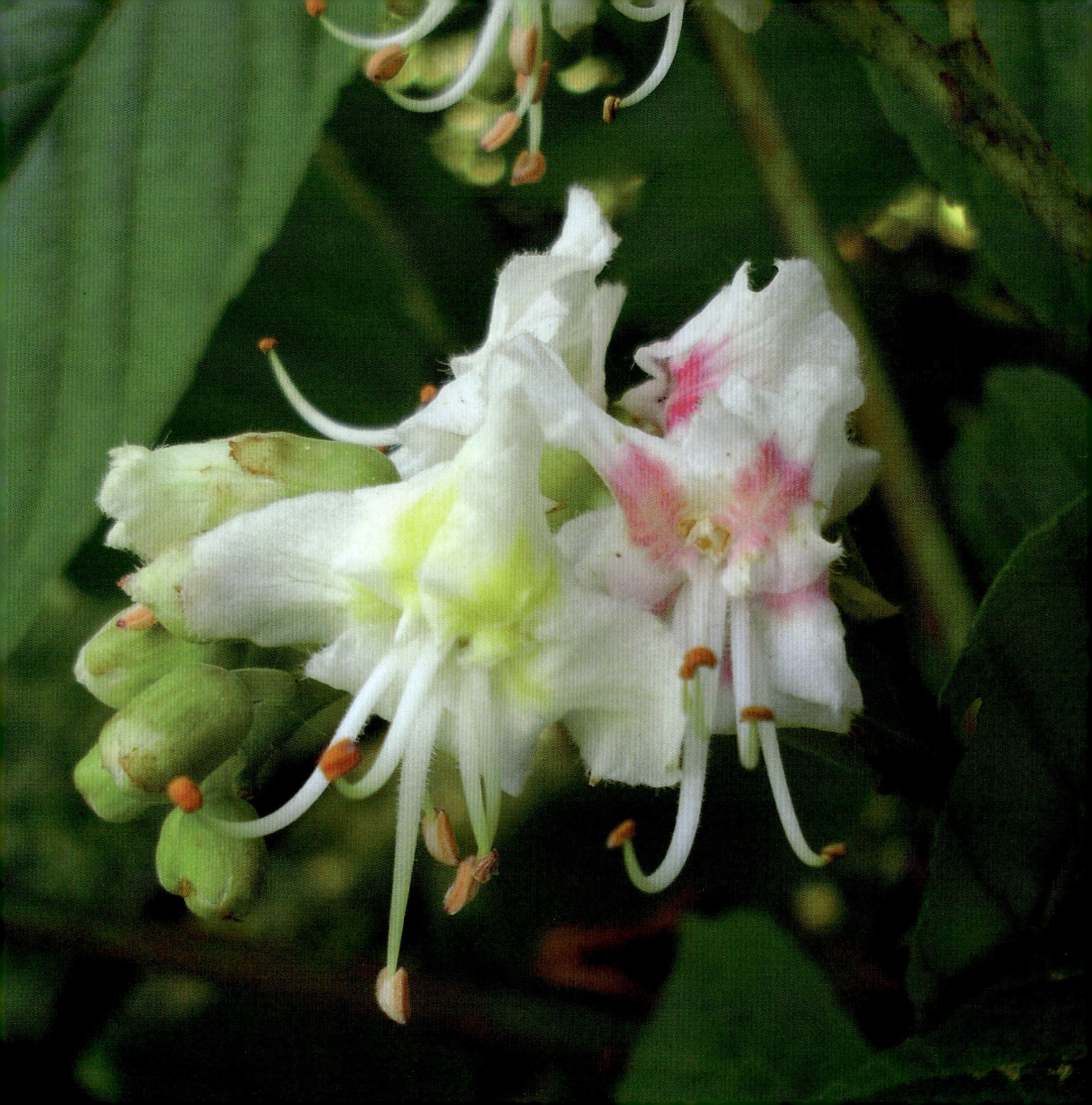

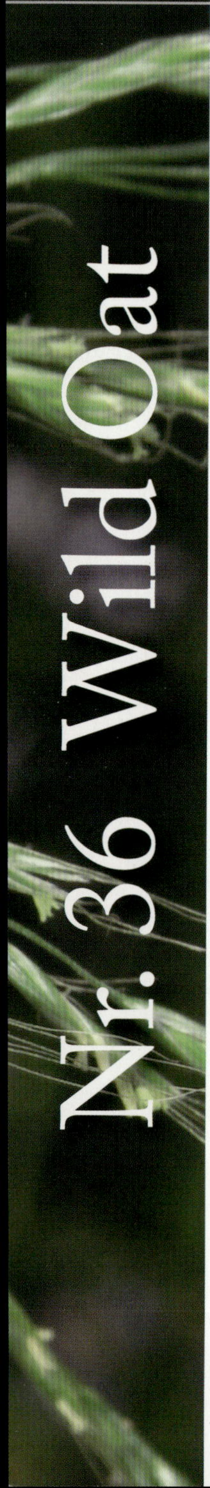

Nr. 36 Wild Oat

Blütengedanke

Die Blüte der Ziellosigkeit.

Leitsatz

Wild Oat hilft uns, bei unklaren Zielvorstellungen und daraus entstehender Unzufriedenheit die Lebensaufgabe zu finden.

Affirmation

Ich sehe deutlich meinen Weg und meine Ziele. Ich verzettele mich nicht.

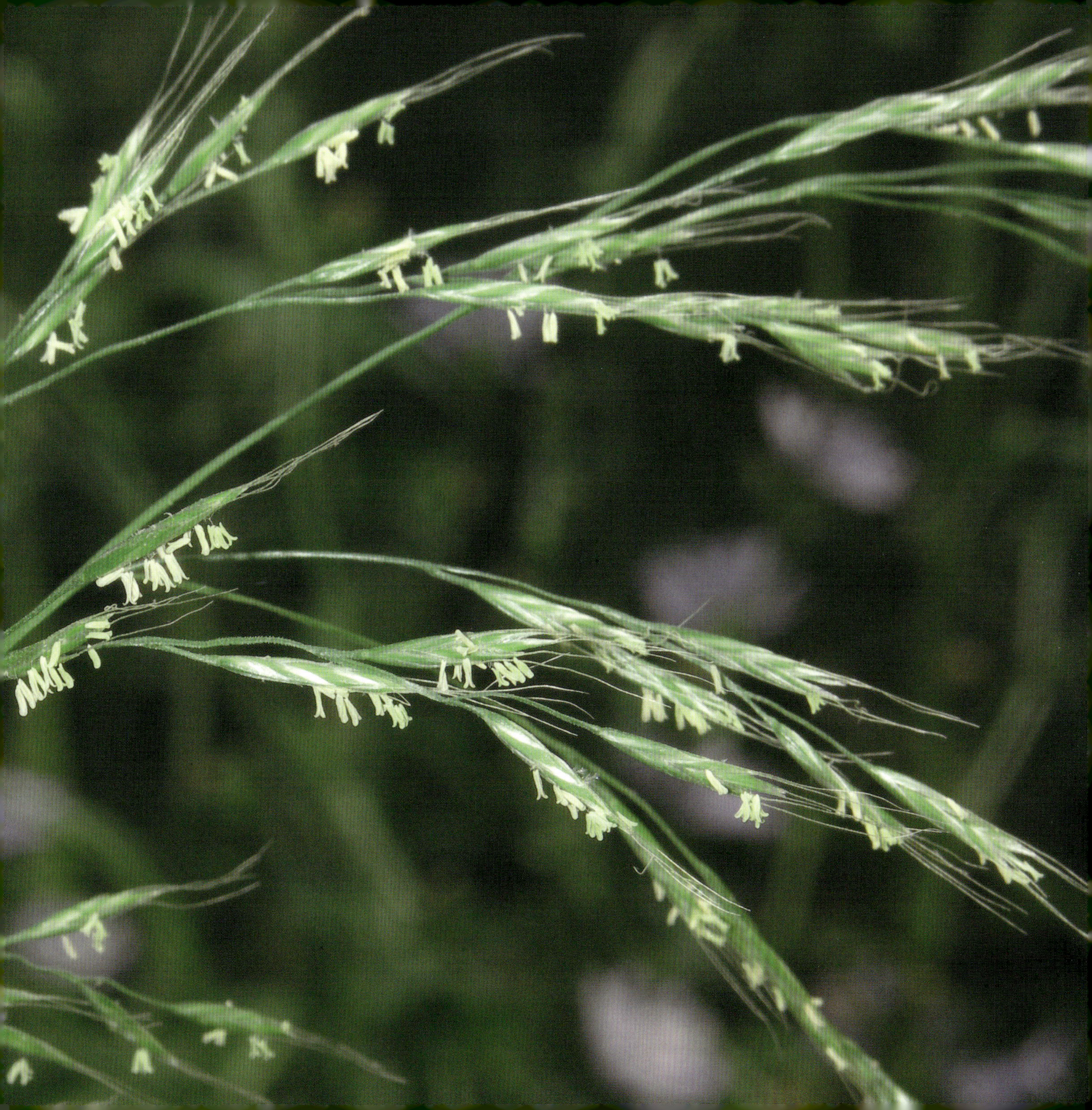

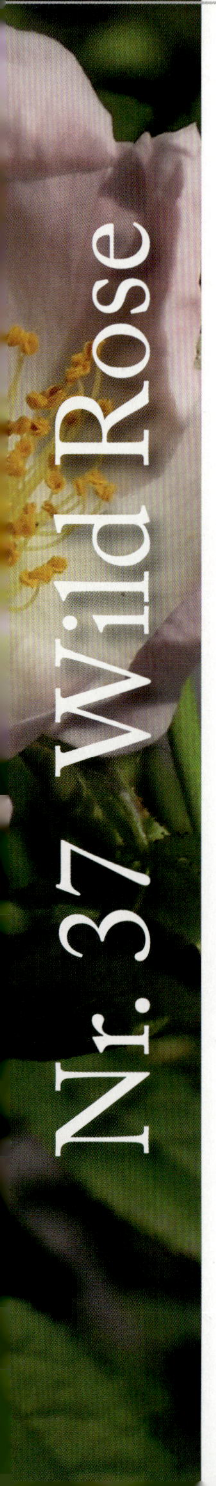

Blütengedanke

Die Blüte der Resignation.

Leitsatz

Wild Rose hilft bei Gleichgültigkeit und der mangelnden Bereitschaft, sich den Wechselfällen des Lebens zu stellen.

Affirmation

Ich überwinde meine Resignation und sehe in Felsbrocken auf meinem Lebensweg kein unüberwindbares Hindernis.

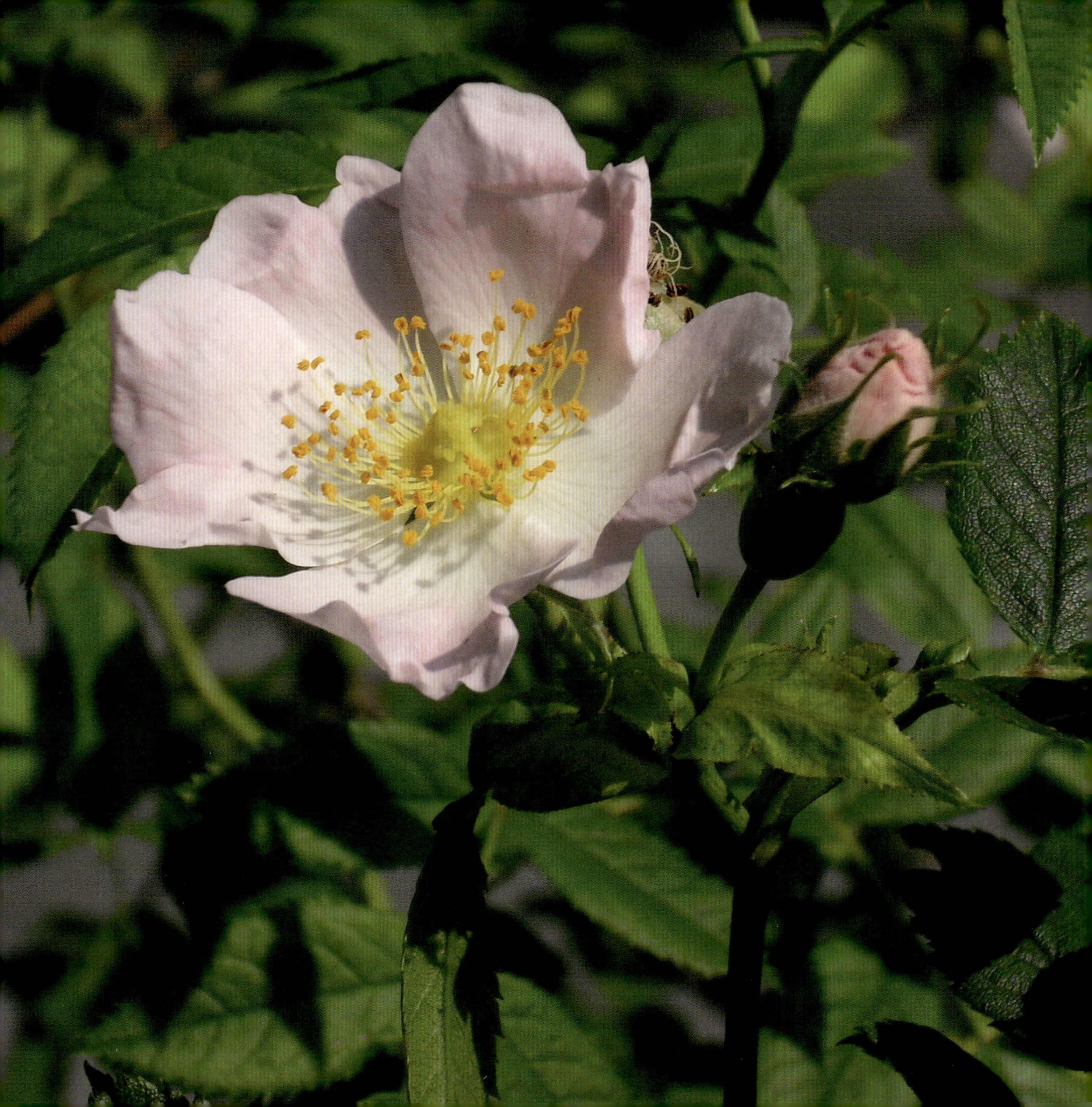

Nr. 38 Willow

Blütengedanke

Die Blüte der Verbitterung.

Leitsatz

Willow hilft, sich mit dem Schicksal auszusöhnen, wenn man sich durch das Leben ungerecht behandelt fühlt.

Affirmation

Ich bin kein Opfer, sondern bewältige mein Schicksal.

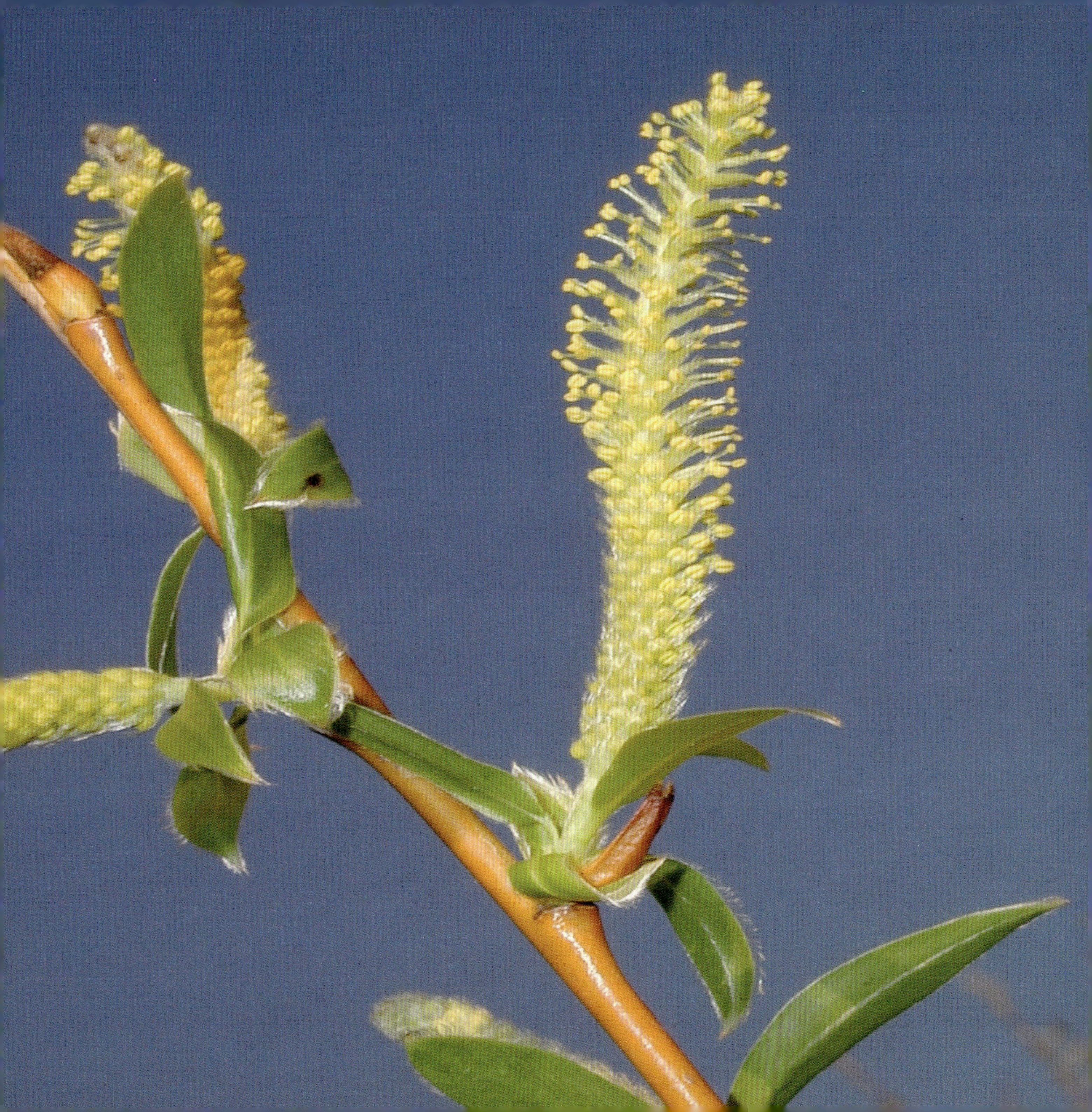

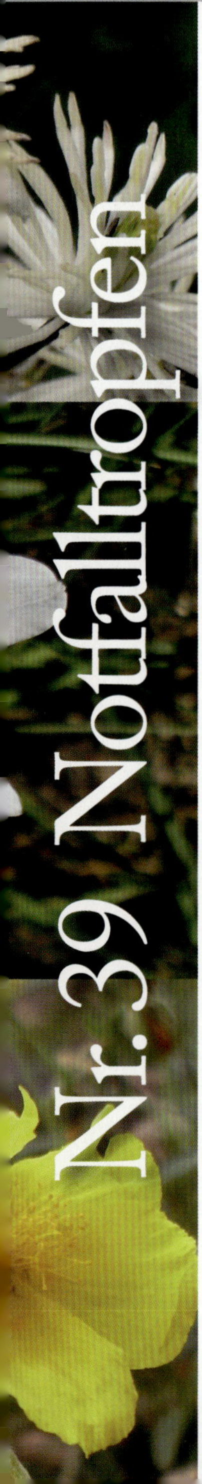

Nr. 39 Notfalltropfen

Andere Bezeichnungen für dieses Präparat

Five Flowers, Notfallblüten, Rescue Remedy

Blütengedanke

Die Blüten der Beruhigung und des Notfalls.

Leitsatz

Diese Bachblütenkombi aus Cherry Plum, Clematis, Impatiens, Rock Rose und Star of Bethlehem gibt innere Erleichterung bei besonderen Herausforderungen, emotionalen Belastungen und in aufregenden Situationen.
Gegen Stress und um sich zu beruhigen.

Affirmation

Ich glaube und vertraue.

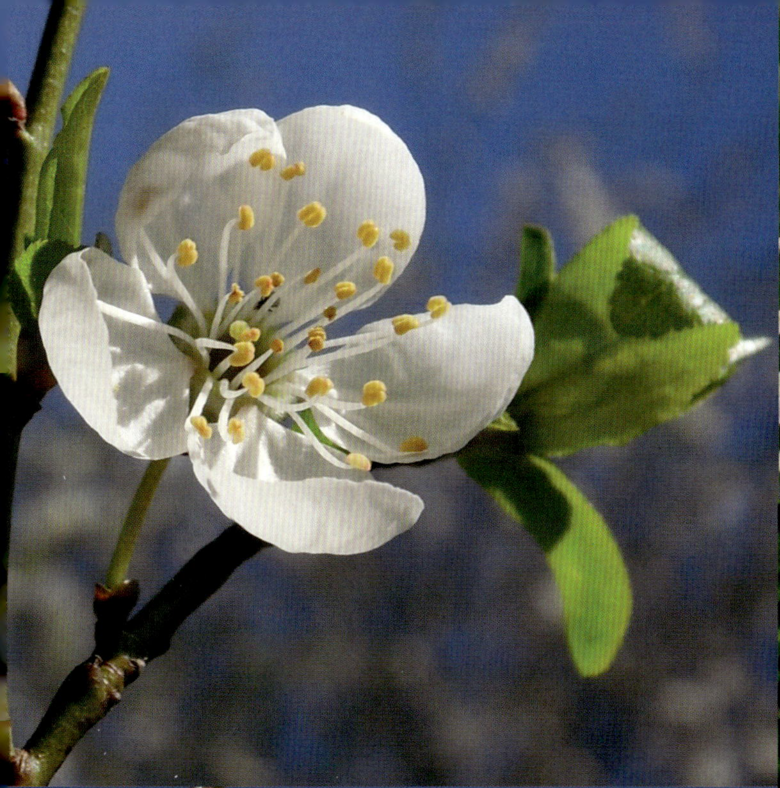
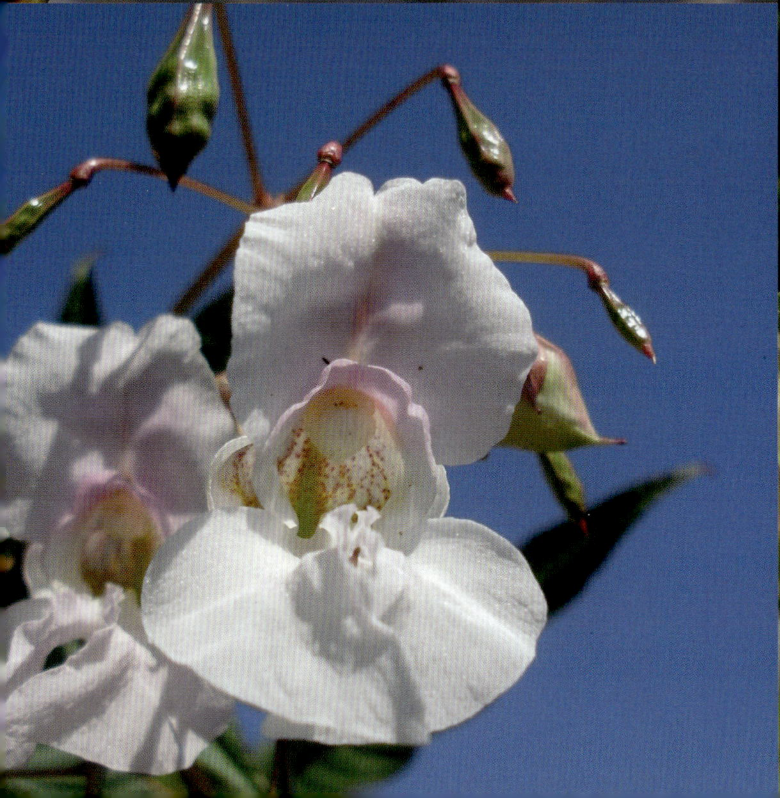
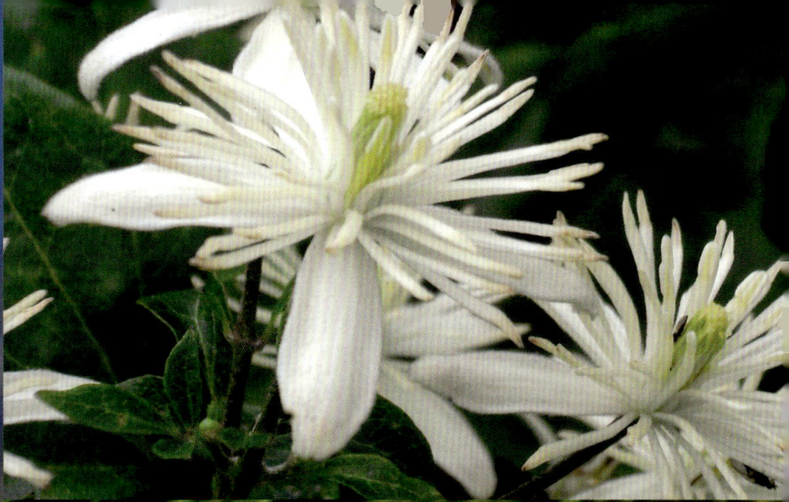
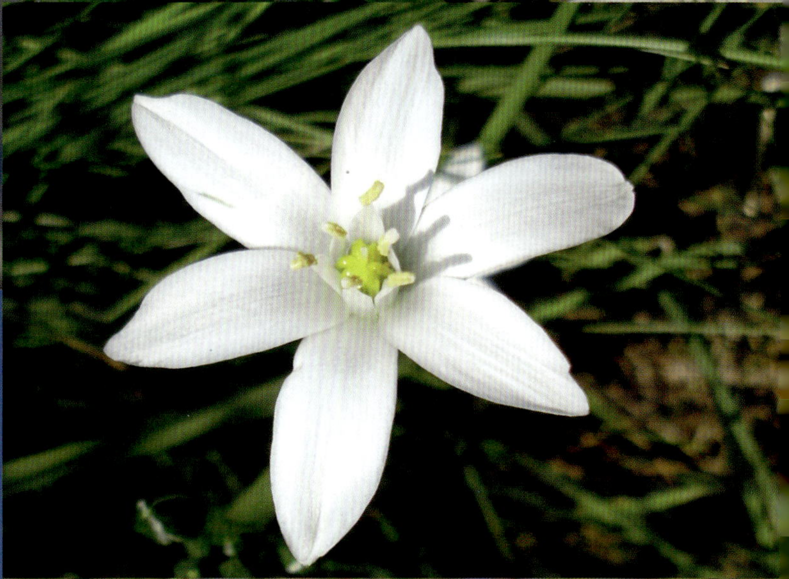
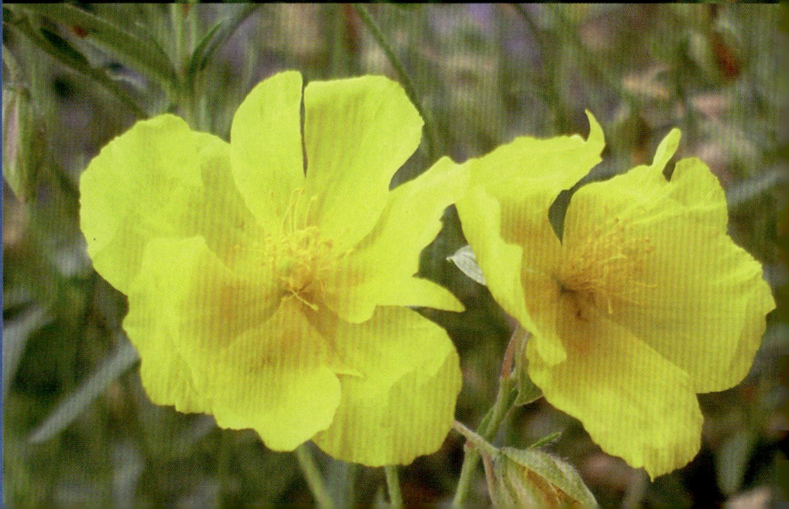

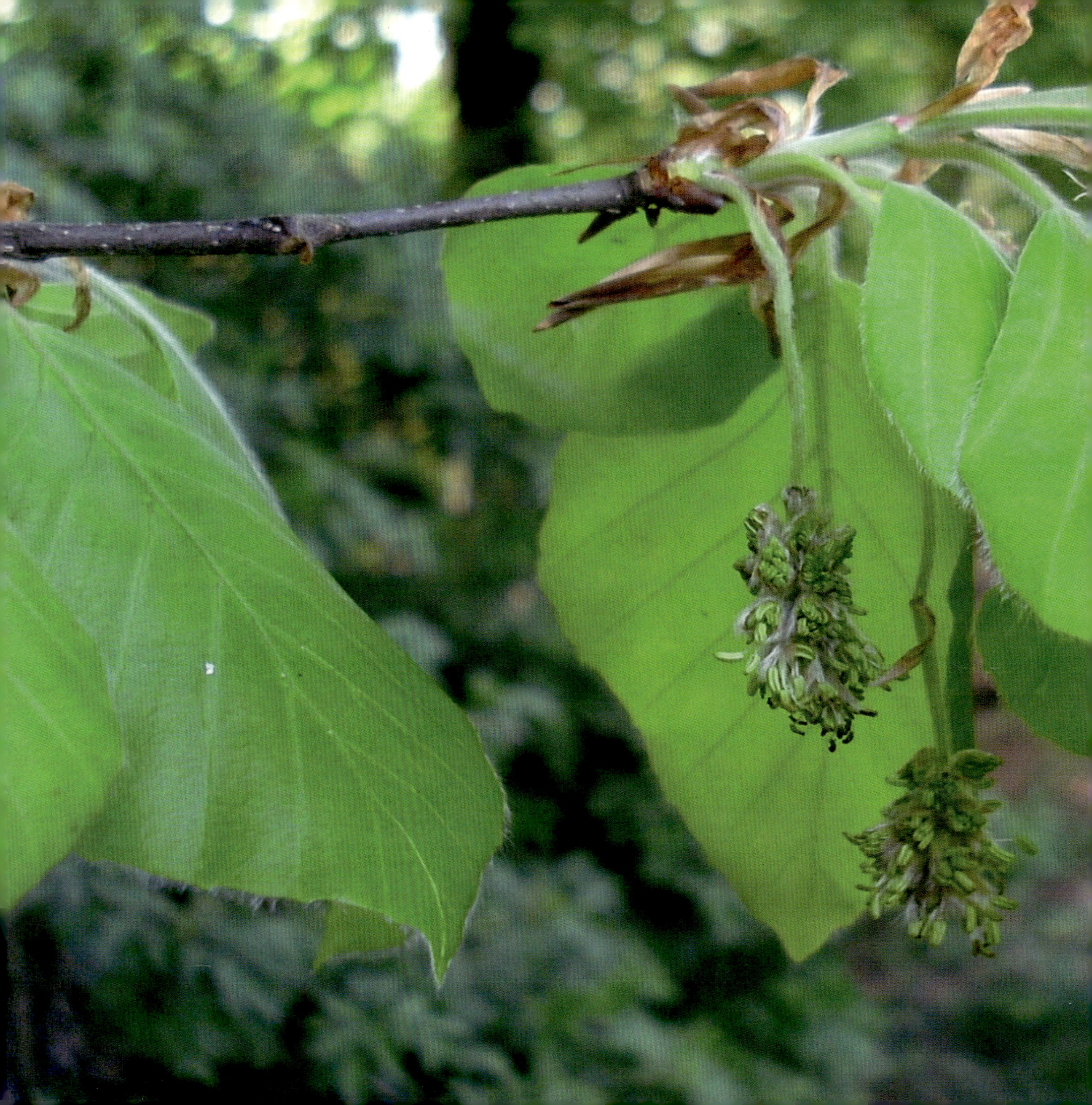

Details: Beschreibung der Pflanze, Negativer Gemütszustand, Positives Entwicklungspotenzial, Zitat Dr. Bach

Agrimony *Agrimonia eupatoria Odermennig*

Über die Pflanze:
Odermennig findet man an sonnigen Wegen, auf Feldern und an Hecken. Die mehrjährige Pflanze aus der Familie der Rosengewächse wird zwischen 30 und 100 cm gross. Der unverzweigte Stengel entspringt einem Wurzelstock und bildet im unteren Bereich die unpaarig gefiederten Blätter. Die kleinen gelben Blüten wachsen in langer, mehrblütiger Traubenform. Die Blütezeit ist zwischen Juni und September.

Negativer Gemütszustand:
Agrimony-Charaktere leiden unter Streitigkeiten und Disharmonie. Sie sind konfliktscheu mit einem Hang zur Unaufrichtigkeit und Verklemmtheit. Sie sind innerlich besorgt und rastlos. Sie verbergen ihre Schwierigkeiten und Probleme hinter vorgetäuschter Fröhlichkeit. Sie lassen sich leicht ablenken und sind inkonsequent.

Positives Entwicklungspotential:
Man erlangt innere Stärke für die Probleme des Alltags. Man verdrängt negative Erfahrungen nicht mehr, setzt sich mit ihnen bewusst auseinander und kann sie so bewältigen. Agrimony unterstützt Natürlichkeit und Ehrlichkeit. Man wird offener und entspannter und traut sich, sich auch unangenehmen Situationen zu stellen.

Bei Kindern und Jugendlichen:
Pausenkasper, Klassenclown, Ulknudel. Das Kind ist immer fröhlich und gibt um des lieben Friedens willen leicht nach. Es vermeidet Streit und redet ungern über seine Sorgen. Ungern zeigt es die eigenen Gefühle. Agrimony verhilft Kindern und Jugendlichen zu mehr Offenheit. Sorgen werden mit anderen geteilt. Sie können sich anderen besser mitteilen. Die Essenz fördert Ehrlichkeit und das Zulassen und Zugeben eigener Schwächen. Stärkt die Bereitschaft, sich Konflikten zu stellen.

→Blütengedanke, Leitsatz, Affirmation und Bild: Seite 8

Zitat von Dr. Bach:
The jovial, cheerful, humorous people who love peace and are distressed by argument or quarrel, to avoid which they will agree to give up much. Though generally they have troubles and are tormented and restless and worried in mind or in body, they hide their cares behind their humour and jesting and are considered very good friends to know. They often take alcohol or drugs in excess, to stimulate themselves and help themselves bear their trials with cheerfulness. (The 12 Healers and other remedies, 1936)

Für die jovialen, fröhlichen und humorvollen Menschen, die den Frieden lieben und unter Meinungsverschiedenheiten und Streitigkeiten leiden; sie sind bereit, viel aufzugeben, um solche Unannehmlichkeiten zu vermeiden. Im allgemeinen verbergen sie ihre Schwierigkeiten sowie ihre innere und äussere Rastlosigkeit hinter einer Maske von Humor und Witz und sind deswegen sehr beliebt. Doch greifen sie oft im Übermass zu Alkohol oder Drogen, um sich zu stimulieren und sich so mit Fröhlichkeit über ihre Schwierigkeiten hinwegzuhelfen.

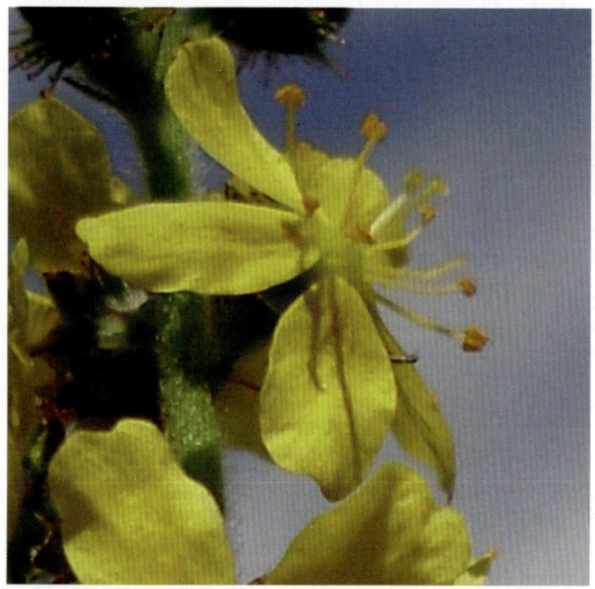

Aspen *Populus tremula Zitterpappel, Espe*

Zitat von Dr. Bach:
Vague unknown fears, for which there can be given no explanation, no reason. Yet the patient may be terrified of something terrible going to happen, he knows not what. These vague unexplainable fears may haunt by night or day. Sufferers often are afraid to tell their trouble to others. (The 12 Healers and other remedies, 1936)

Vage Ängste vor unbekannten Dingen, die sich nicht begründen oder erklären lassen. In diesem Fall kann der Patient Angst davor haben, dass etwas Schreckliche passiert, ohne zu wissen, was dies sein könnte. Diese unbestimmten, unerklärlichen Ängste können ihn Tag und Nacht verfolgen. Die so Leidenden fürchten sich oft, über ihre Nöte zu sprechen.

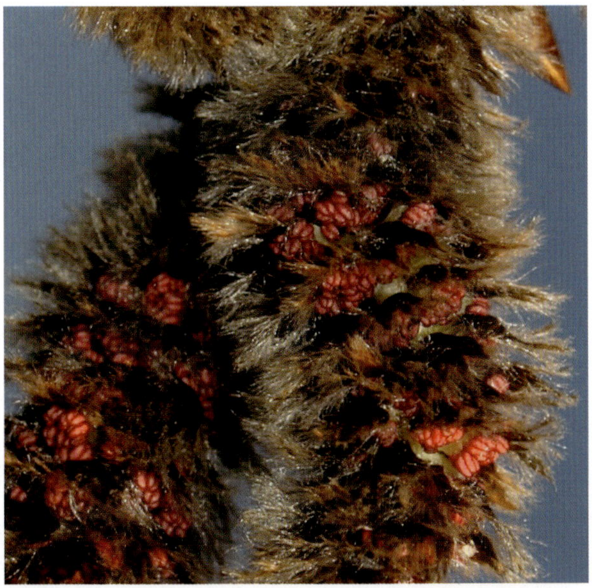

Über die Pflanze:
Die Espe ist ein schnell wachsender bis zu 25m grosser Baum mit charakteristischer weisser Rinde im oberen Stammbereich. Sie gehört zur Familie der Weidengewächse. Die Rinde ist glatt und hat einen grünlichen Schimmer, die Blätter sind rund geformt. Die Blattstiele sind kantig. Das Laub zittert beim leisesten Windhauch 'zittert wie Espenlaub'. Die Blütezeit der zweihäusigen Espe ist von Februar bis April.

Negativer Gemütszustand:
Aspen-Charaktere sind sensible feinfühlige Menschen. Sie reden nur ungern über ihre Probleme. Sie haben unerklärliche Ängste, Befürchtungen und unheimliche Vorahnungen oder eine geheime Furcht vor drohendem Unheil. Sie leiden oft auch an Angstzuständen. Aspen-Menschen haben häufig Alpträume, schlafwandeln oder sprechen während des Schlafes. Viele fürchten sich in der Dunkelheit.

Positives Entwicklungspotential:
Im positiven Aspen-Zustand ist man furchtlos, ruhig und zuversichtlich. Man überwindet die eigenen Angstgefühle und bekommt Mut. Man kann mit Gefühlen und Intuitionen sinnvoll umgehen. Man erkennt, dass es hinter den Angstzuständen noch etwas Höheres gibt.

Bei Kindern und Jugendlichen:
'Kleiner Magier', kann nicht ohne Licht einschlafen. Angst im Dunkeln und Neigung zu Albträumen. Das Kind reagiert auf fremde Menschen oder neue Situationen leicht überängstlich.
Aspen hilft Kindern und Jugendlichen, ängstigende Eindrücke besser zu verarbeiten und diffuse Ängste zu überwinden.

→Blütengedanke, Leitsatz, Affirmation und Bild: Seite 10

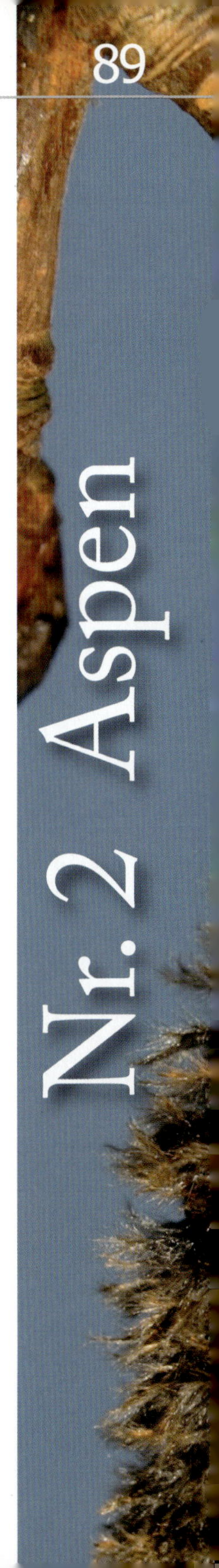

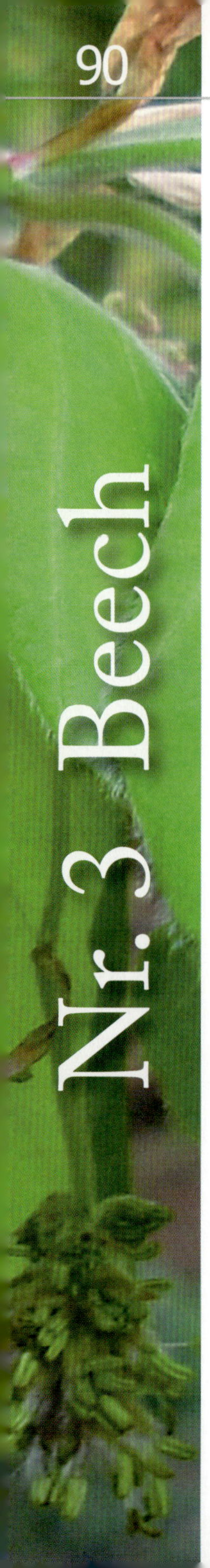

Beech *Fagus sylvatica Rotbuche*

Über die Pflanze:
Die bis 30 m hoch werdende Rotbuche bevorzugt niederschlagsreiche, kühle Regionen und wird bis zu 400 Jahren alt. Ohne Eingriff des Menschen würden in Mitteleuropa die Wälder fast nur aus Buchen bestehen. Die Rotbuche hat eine glatte graue Rinde. Die weiblichen und männlichen Blüten befinden sich am gleichen Baum. Blütezeit ist von April bis Mai.

Negativer Gemütszustand:
Man ist übergenau, kritiksüchtig und hat Vorurteile gegenüber anderen. Man hat engstirnige Lebensauffassungen, die sich in Arroganz und hartem Verhalten zeigen. Man ist schnell bereit, andere zu verurteilen. Andere Eigenschaften im negativen Beech-Zustand sind Rechthaberei, Zynismus, innere Spannungen, Reizbarkeit, Schulmeistern und Einmischung in die Angelegenheiten anderer. Man regt sich schnell über die vermeintliche Dummheit anderer auf.

Positives Entwicklungspotential:
Man sieht das Schöne und Gute in dem, was einen umgibt, selbst wenn es mangelhaft erscheinen mag. Man bekommt die Fähigkeit, das Positive in Allem zu erkennen. Man entwickelt wirkliche Toleranz und Mitgefühl für andere.

Bei Kindern und Jugendlichen:
Geborener Nörgler, kleiner Kritiker, Altkluger. Das Kind findet oft gleichaltrige andere Kinder doof. Es nörgelt an allem herum und lehnt alles Fremde ab. Der Heranwachsende hänselt und verspottet andere ständig und weidet sich an deren Schwächen.
Beech hilft Kindern und Jugendlichen Mitgefühl und mehr Toleranz zu entwickeln.
Die Essenz stärkt Eltern, die unter ihrem trotzköpfigen Kind leiden.

→ Blütengedanke, Leitsatz, Affirmation und Bild: Seite 12

Zitat von Dr. Bach:
For those who feel the need to see more good and beauty in all that surrounds them. And, although much appears to be wrong, to have the ability to see the good growing within. So as to be able to be more tolerant, lenient and understanding of the different way each individual and all things are working to their own final perfection.
(The 12 Healers and other remedies, 1936)

Für jene, die das übergrosse Bedürfnis haben, in allem, was sie umgibt, nur das Gute und Schöne zu sehen. Auch wenn vieles offensichtlich falsch ist, müssen sie doch die Fähigkeit entwickeln, das Gute im Innern zu erkennen. So sollten sie darauf achten, toleranter, nachsichtiger und verständnisvoller gegenüber den verschiedenen Weisen zu sein, in denen jeder einzelne und alles sich seiner jeweiligen Vollendung nähert.

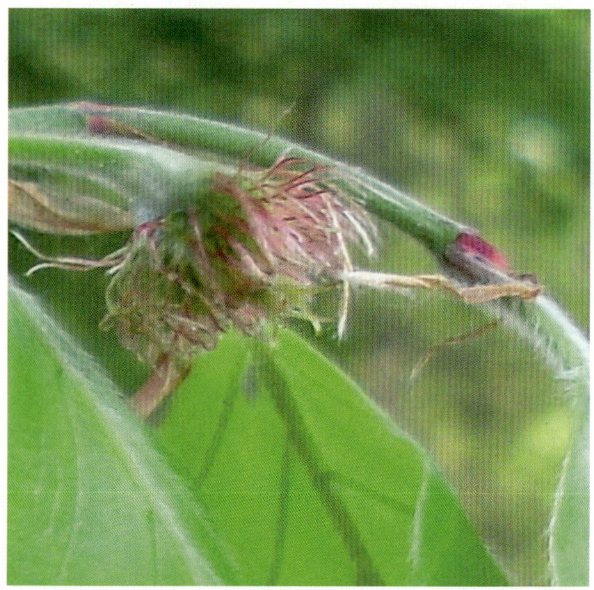

Centaury *Centaurium umbellatum Tausendgüldenkraut*

Zitat von Dr. Bach:
Kind, quiet, gentle people who are over-anxious to serve others. They overtax their strength in their endeavours. Their wish so grows upon them that they become more servants than willing helpers. Their good nature leads them to do more than their own share of work, and in so doing they may neglect their own particular mission in life. (The 12 Healers and other remedies, 1936)

Für jene freundlichen, ruhigen, sanften Menschen, die überängstlich darauf bedacht sind, anderen zu dienen. Bei ihren Anstrengungen überschätzen sie ihre Kraft. Sie identifizieren sich so mit ihrem beflissenen Streben, dass sie mehr zu Sklaven als zu willigen Helfern werden. Ihre gute Art verleitet sie, mehr zu tun als es ihre Aufgabe wäre, und dabei könnte ihr eigenes Lebensziel vernachlässigt werden.

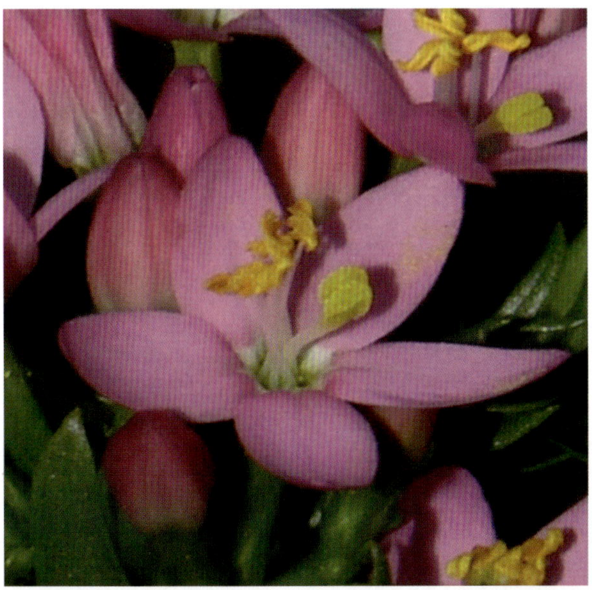

Über die Pflanze:
Tausendgüldenkraut ist ein ein- bis zweijähriges Kraut aus der Familie der Enziangewächse. Die rosafarbenen, etwa 8 mm grossen Blüten sind in einer lockeren Trugdolde angeordnet. Man findet es im offenen Grasland auf trockenen, sandigen Böden. Die Blütezeit ist von Juni bis September.

Negativer Gemütszustand:
Liebenswerte, sanftmütige rücksichtsvolle Menschen, die wegen ihrer Gutmütigkeit und Hilfsbereitschaft sehr beliebt sind. Sie wollen geliebt und anerkannt werden. Die Hilfsbereitschaft geht oft auf Kosten der eigenen Interessen. Sie können nicht Nein sagen, so dass ihre Gutmütigkeit leicht ausgenutzt wird.

Positives Entwicklungspotential:
Centaury stärkt das Selbstwertgefühl. Gibt die Kraft, auch einmal Nein zu sagen. Man hilft gerne, lässt sich aber nicht ausbeuten und überfordern. Man kann sich besser durchsetzen. Die eigene Persönlichkeit wird entwickelt und gefestigt. Man lässt sich weniger bevormunden, ausnützen oder beherrschen. Man respektiert die eigene Individualität und seine Aufgaben.

Bei Kindern und Jugendlichen:
Gutmütiger Trottel, zu lieb und zu pflegeleicht. Prügelknabe der Nation. Erscheint als Duckmäuser. Das Kind wird von anderen ganz leicht ausgenutzt. Es überlässt anderen Kindern willig sein Spielzeug und macht allen Unsinn mit. Es ist darauf bedacht, es jedem recht zu machen und ordnet sich ohne Gegenwehr sofort unter.
Centaury hilft Kindern und Jugendlichen beim Austragen von Konflikten. Die Essenz hilft, sich besser durchzusetzen. Hilft, auch einmal Nein zu sagen.

→Blütengedanke, Leitsatz, Affirmation und Bild: Seite 14

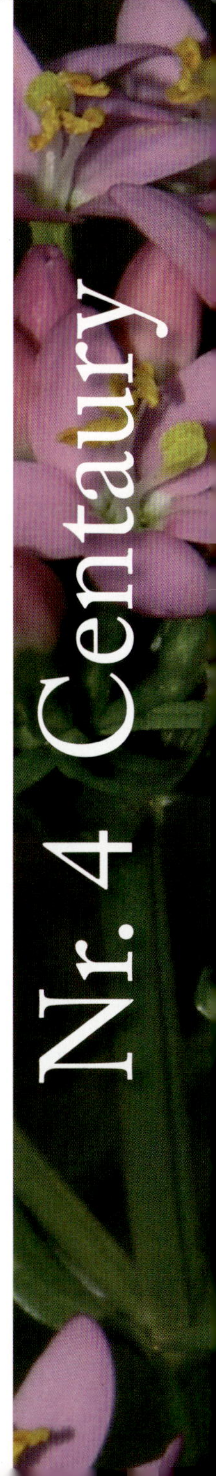

Nr. 5 Cerato

Cerato *Ceratostigma willmottiana Bleiwurz, Hornkraut*

Über die Pflanze:
Bleiwurz stammt aus Tibet und wird bis zu 60 cm gross. Die Blüten halten nur wenige Stunden und wechseln dabei oft die Farbe von bläulich bis rot-violett. Die Blütezeit ist von August bis September.

Negativer Gemütszustand:
Cerato-Charaktere wollen alles immer richtig machen. Sie sind sehr unsicher und meinen, andere wüssten es besser. Sie fragen oft um Rat. Sie lassen sich leicht verunsichern. Sie haben ein schwaches Selbstwertgefühl. Oft zweifeln sie an gerade gefällten Entschlüssen. Sie tendieren dazu, andere nachzuahmen und laufen gerne Modetrends nach.

Positives Entwicklungspotential:
Man bekommt mehr Selbstvertrauen, innere Sicherheit und lässt sich durch die Meinung anderer nicht mehr von seiner eigenen Entscheidung abringen oder verunsichern. Cerato hilft auch Jugendlichen erwachsen zu werden. Man nimmt mehr Verantwortung auf sich, wird selbständiger und handelt intuitiv. Man vertraut mehr der inneren Stimme.

Bei Kindern und Jugendlichen:
Das Kind wirkt unsicher, unselbständig. Fragt ständig: Warum? Es fehlt ihm an Selbstvertrauen. Es kann sich nicht selber entscheiden und lässt sich von anderen leicht überzeugen. Es ahmt ständig andere Kinder nach. Es fragt ständig um Rat.
Cerato hilft, besser auf das eigene Ich zu hören und bei Entscheidungen auf sich selbst zu vertrauen.
Die Essenz bestärkt Eltern darin, auf ihre Intuition zu vertrauen, wenn es um die Frage geht, was für das Kind das Richtige ist. Für erschöpfte und übernächtigte Eltern.

→ Blütengedanke, Leitsatz, Affirmation und Bild: Seite 16

Zitat von Dr. Bach:
Those who have not sufficient confidence in themselves to make their own decisions. They constantly seek advice from others, and are often misguided.
(The 12 Healers and other remedies, 1936)

Für jene, die an ihrer Fähigkeit zweifeln, Entscheidungen oder Urteile zu fällen. Sie fragen ständig andere um Rat und sind oft schlecht beraten.

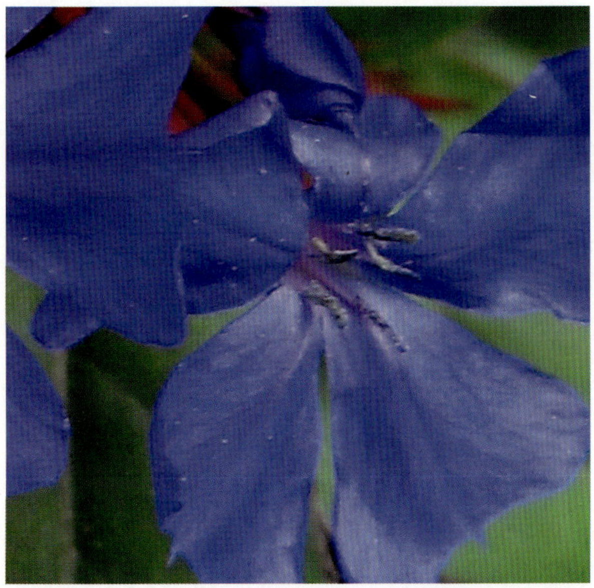

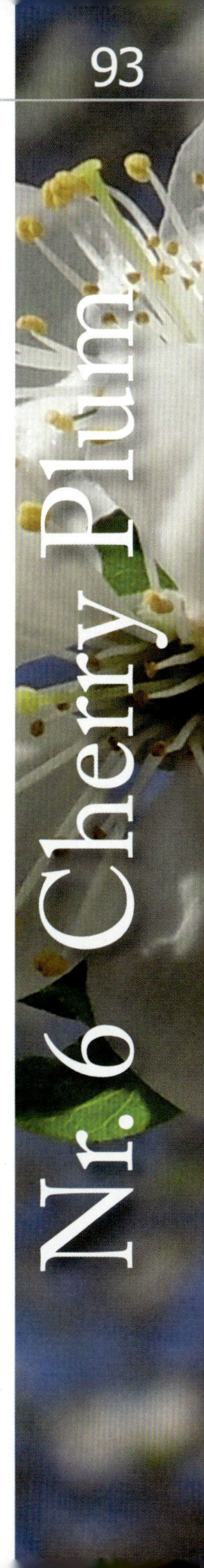

Cherry Plum *Prunus cerasifera Kirschpflaume*

Zitat von Dr. Bach:
Fear of the mind being over-strained, of reason giving way, of doing fearful and dreaded things, not wished and known wrong, yet there comes the thought and impulse to do them.
(The 12 Healers and other remedies, 1936)

Furcht, den Verstand zu verlieren, oder schreckliche Dinge zu tun, die man eigentlich nicht will, da man sie als falsch erkannt hat, während man trotzdem den Impuls hat, sie zu tun.

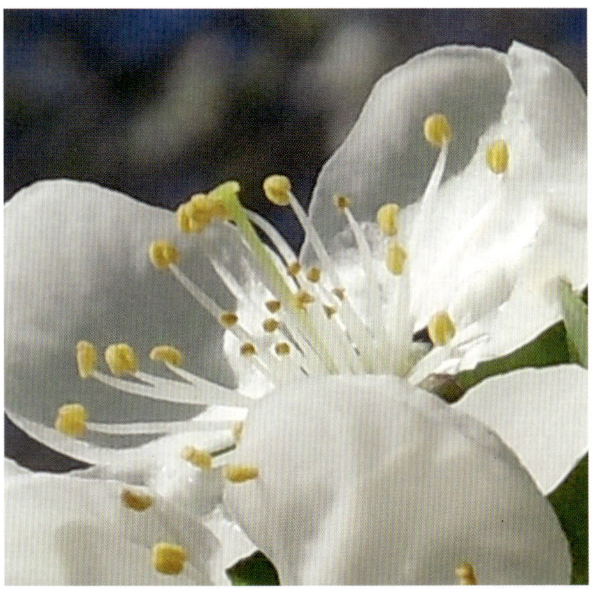

Über die Pflanze:
Die Kirsch-Pflaume stammt aus Osteuropa. Es ist ein meist strauchartig wachsender kleiner Baum. Er wird maximal 13 m hoch. Vielfach auch als Hecke angepflanzt. Die Blattform ist oval und gezackt. Die Blüten sind weiss und 5-blättrig. Die Blütezeit beginnt bereits im Februar. Die runden Früchte sitzen an einem langen Stiel.

Negativer Gemütszustand:
Die Ursachen für den negativen Cherry Plum-Zustand liegen meist darin, dass man seine Emotionen nicht zeigen kann. Das führt zu innerlichen, extremen Spannungen. Man fühlt sich sehr aufgewühlt, unausgeglichen und durcheinander. Dadurch kann man nicht beherrscht und richtig handeln. Manchmal äussert sich das in überstarken Gefühlsausbrüchen und Kurzschlusshandlungen.

Positives Entwicklungspotential:
Cherry Plum hilft, das Gefühlsleben zu normalisieren. Man lernt, gelassen mit seinen starken inneren Kräften umzugehen. Man wird ruhig, bekommt Durchhaltevermögen in schwierigen Situationen und entwickelt Ausgeglichenheit und Gelassenheit.

Bei Kindern und Jugendlichen:
Leicht erregbar, Dauerkreischer. Weinkrämpfe, innere Anspannung, Zerstörungswut. Das Kind staut innerlich alles auf. Es ist 'zum Platzen' angespannt. Die Entladung dieser Spannung kann sich in Wutanfällen, hysterischem Schreien, Alpträumen, Stottern, Bettnässen und Nägelkauen zeigen.
Cherry Plum hilft Kindern und Jugendlichen, innere Spannung abzubauen. Die Essenz nimmt die Angst davor, seinen Gefühlen freien Lauf zu lassen.

→ Blütengedanke, Leitsatz, Affirmation und Bild: Seite 18

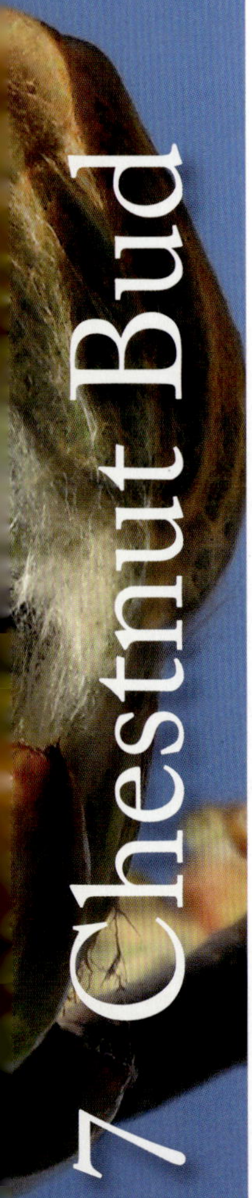

Nr. 7 Chestnut Bud

Chestnut Bud *Aesculus hippocastanum Rosskastanienknospe*

Über die Pflanze:
Die Rosskastanie wird bis zu 20 m hoch und hat einen dicken dunkelbraunen Stamm. Rosskastanienblätter sind fingerförmig und werden bis zu 20 cm lang. Für die Essenz Chestnut Bud verwendet man die aufspringende Knospe, die sich ab März bildet.

Negativer Gemütszustand:
Man lernt nur sehr langsam aus Fehlern. Es fällt schwer, sich für eine längere Zeit auf etwas zu konzentrieren, weil man zu zerstreut oder desinteressiert ist. Oft wird man immer wieder mit den gleichen Schwierigkeiten konfrontiert oder gerät immer in ähnlich negativen Einfluss von Menschen. Man flüchtet sich gerne in neue Projekte. Man ist unfähig, etwas zu lernen oder sich zu merken.

Positives Entwicklungspotential:
Man lernt aus gemachten Erfahrungen, wird bewusster und geistig aufgeschlossener. Man kann mit schlechten Gewohnheiten aufhören. Lernfähigkeit und Lernbereitschaft entwickeln sich. Man beginnt, sich für Dinge zu interessieren, die man vorher nicht beachtet hat.

Bei Kindern und Jugendlichen:
Vergesslich, extrem schusselig, schwaches Gedächtnis. Unwillig, bockig. Das Kind erzeugt ein totales Chaos. Hat Probleme mit der Zeit. Es fällt durch Unkonzentriertheit auf. Es macht immer wieder die gleichen Schreib- und Rechenfehler. Es neigt zu Flüchtigkeitsfehlern und erhält deswegen schlechte Schulnoten. Es verliert und vergisst oft etwas (Der Turnbeutel bleibt oft liegen). Aus Schusseligkeit fällt es leicht hin. Es lernt aber aus den gemachten Fehlern nichts, so dass es immer wieder zu den gleichen Problemen kommt. Jugendliche mit 'Null Bock' Einstellung.
Chestnut Bud ist die Basisblüte bei Lernschwierigkeiten. Stärkt bei Heranwachsenden die Wahrnehmung und Aufmerksamkeit für das eigene Verhalten.

→Blütengedanke, Leitsatz, Affirmation und Bild: Seite 20

Zitat von Dr. Bach:
For those who do not take full advantage of observation and experience, and who take a longer time than others to learn the lessons of daily life. Whereas one experience would be enough for some, such people find it necessary to have more, sometimes several, before the lesson is learnt. Therefore, to their regret, they find themselves having to make the same error on different occasions when once would have been enough, or observation of others could have spared them even that one fault. (The 12 Healers and other remedies, 1936)

Für jene, die aus ihren Erfahrungen und Beobachtungen nicht genügend zu lernen scheinen und länger als andere brauchen, um die Lektionen des täglichen Lebens zu begreifen. Während bei manchen Menschen eine einzige Erfahrung genügt, ist es für Diese notwendig, mehrere zu erleben, bis sie die notwendige Lektion gelernt haben. So sehen sie sich zu ihrem eigenen Bedauern gezwungen, bei verschiedenen Gelegenheiten den gleichen Fehler zu wiederholen, während bei anderen einmal genügt hätte oder die Beobachtung anderer ihnen diesen Fehler hätte ersparen können.

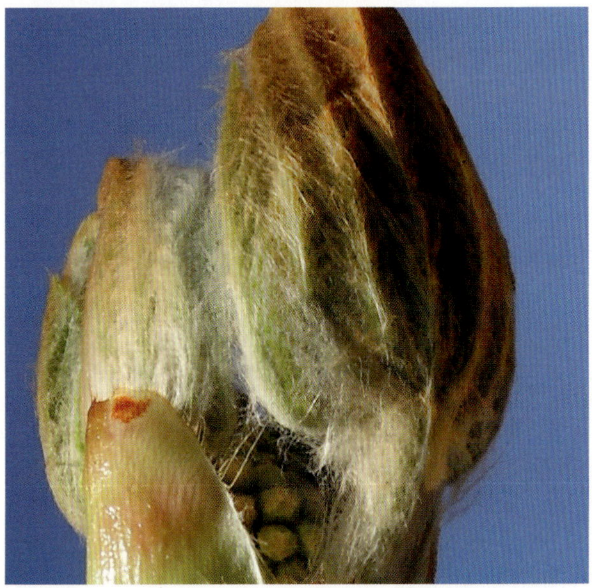

Chicory *Cichorium intybus Wegwarte*

Zitat von Dr. Bach:
Those who are very mindful of the needs of others; they tend to be over-full of care for children, relatives, friends, always finding something that should be put right. They are continually correcting what they consider wrong, and enjoy doing so. They desire that those for whom they care should be near them.
(The 12 Healers and other remedies, 1936)

Für jene, die sich sehr um das Wohl und die Bedürfnisse anderer Menschen kümmern und dazu neigen, sich zu sehr um Kinder, Angehörige, Freunde etc. zu sorgen, bei denen sie immer etwas finden, das sie in Ordnung zu bringen hätten. Sie sind ständig dabei, besser zu machen, was sie meinen korrigieren zu müssen, und fühlen sich dabei wohl. Sie haben den innigen Wunsch, dass jene, um die sie sich kümmern, in ihrer Nähe sind.

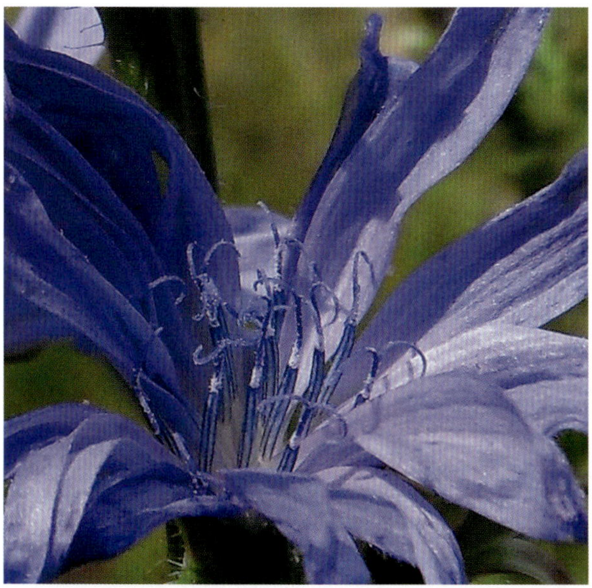

Über die Pflanze:
Die Wegwarte wird zwischen 30-130 cm gross. Sie wächst an Wegen, auf Kornfeldern usw. Sie ist in ganz Europa verbreitet. Die in einem wunderbaren Blau leuchtenden Blüten sind trotz ihrer Grösse sehr zart. Jede Blüte blüht nur einen Tag. Bereits ab Mittag beginnt eine aufgeblühte Chicory Blüte sich hell zu verfärben. Die Blütezeit ist von July bis September.

Negativer Gemütszustand:
Kennzeichnend ist übertriebene Fürsorglichkeit und Anhänglichkeit, ein überstarkes Bedürfnis nach Gefühlsbeziehungen. Durch das chicory-typische Bemuttern werden zu starke Abhängigkeiten geschaffen. Sie neigen aus falsch verstandener Sorge um Andere zum Kritisieren. Chicory-Menschen erwarten umgekehrt, dass sie immer und ständig Hilfe erhalten.

Positives Entwicklungspotential:
Man lernt, uneigennützig zu lieben, achtet auf die Freiheit der anderen und drängt sich nicht mehr in ihr Leben. Man ist warmherzig, feinfühliger und kümmert sich um andere, ohne zu klammern.

Bei Kindern und Jugendlichen:
Das Kind vergiesst schnell Krokodilstränen. Wird oft vor Klassenarbeiten krank. Will ständig im Bett der Eltern schlafen. Übertriebene Anhänglichkeit, Verlangen nach dauernder Aufmerksamkeit, Klammern an der Mutter. Eifersucht auf Andere. Das Kind will immer im Mittelpunkt stehen. Es kann nicht alleine bleiben oder für sich spielen. Es neigt zu Selbstmitleid und ist schnell beleidigt, wenn etwas nicht nach seinem Kopf geht.
Chicory hilft Heranwachsenden, sich selbst nicht mehr unbedingt in den Mittelpunkt stellen zu wollen. Die Essenz bewirkt eine uneigennützige Hinwendung zu anderen.

→ Blütengedanke, Leitsatz, Affirmation und Bild: Seite 22

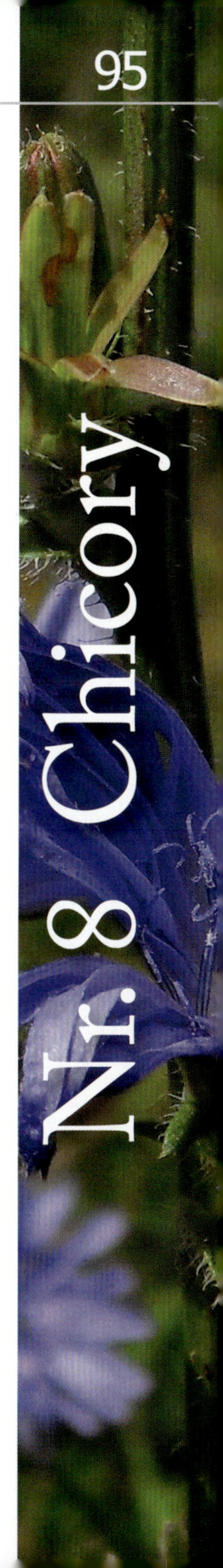

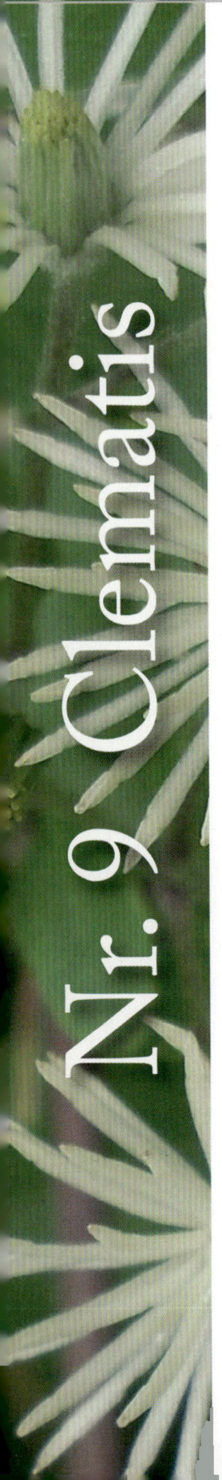

Clematis *Clematis vitalba Weisse Waldrebe*

Über die Pflanze:
Die weisse Waldrebe ist eine Wärme liebende Kletterpflanze, die in Wäldern und an Hecken wächst. Die duftenden weissen Blüten haben 4 Kelchblätter und viele lange Staubgefässe. Die Blütezeit ist von Juli bis September.

Negativer Gemützustand:
Clematis-Charaktere sind ruhige introvertierte Menschen, die zu Tagträumerei und Unaufmerksamkeit neigen. Ohne Interesse für das reale Leben sind sie oft unaufmerksam, unzuverlässig, abwesend, unordentlich, zerstreut und unpünktlich. Sie träumen von einer besseren Zukunft, vergessen aber dabei, dass die Zukunft in der Gegenwart gestaltet werden muss.

Positives Entwicklungspotential:
Man wird wacher, interessiert sich für das gegenwärtige Geschehen und bekommt mehr Lebensfreude. Man kann sich besser konzentrieren und wird aktiver. Clematis holt einen aus der Zukunftsträumerei zurück in die Gegenwart. Man wird zuverlässiger und lernt seine Phantasie zu entfalten.

Bei Kindern und Jugendlichen:
Traumtänzer, Schlafen im Unterricht, unkonzentriertes Handeln. Das Kind ist übersensibel und verträumt. Es baut gerne Luftschlösser, ist ein manchmal zu ruhiger Zeitgenosse. Es zieht sich gerne zum Alleinsein zurück. Es scheint ihm am Antrieb zu fehlen. Handwerkliche und praktische Tätigkeiten liebt es nicht sehr. Dafür ist es sehr phantasievoll und oft künstlerisch begabt.
Clematis hilft Kindern und Heranwachsenden, sich besser in die Gegenwart einzufinden. Die Wahrnehmung für die reale Umwelt wird verbessert, die Konzentration nimmt zu.

→ Blütengedanke, Leitsatz, Affirmation und Bild: Seite 24

Zitat von Dr. Bach:
Those who are dreamy, drowsy, not fully awake, no great interest in life. Quiet people, not really happy in their present circumstances, living more in the future than in the present; living in hopes of happier times, when their ideals may come true. In illness some make little or no effort to get well, and in certain may even look forward to death, in the hope of better times; or maybe, meeting again some beloved one whom they have lost. (The 12 Healers and other remedies, 1936)

Für jene, die verträumt, schläfrig, nicht ganz wach sind und kein grosses Interesse am Leben haben. Ruhige Menschen, die nicht ganz zufrieden mit den gegenwärtigen Umständen sind und mehr in der Zukunft als im Jetzt leben; sie leben in ihren Hoffnungen auf glücklichere Zeiten, in denen ihre Ideale wahr werden könnten. Im Krankheitsfall machen manche von ihnen sich kaum oder gar keine Mühe, wieder gesund zu werden, und einige von ihnen scheinen sich sogar auf den Tod zu freuen, in der Erwartung besserer Zeiten oder vielleicht in der Hoffnung, jemandem wieder zu begegnen, den sie durch den Tod verloren hatten.

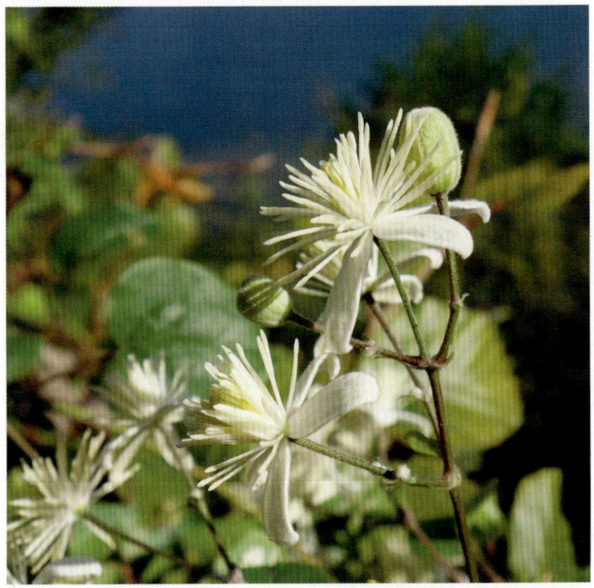

Crab Apple *Malus Pumila Holzapfel, Wildapfel*

Zitat von Dr. Bach:

This is the remedy of cleansing. For those who feel as if they had something not quite clean about themselves. Often it is something of apparently little importance: in others there may be more serious disease which is almost disregarded compared to the one thing on which they concentrate. In both types they are anxious to be free from the one particular thing which is greatest in their minds and which seems so essential to them that it should be cured. They become despondent if treatment fails.
(The Twelve Healers and Other Remedies, 1936)

Dies ist ein Mittel zur Reinigung. Es ist für jene, die das Gefühl haben, etwas nicht ganz Reines an sich zu haben. Oft ist dies etwas offensichtlich Unbedeutendes. Andere mögen eine weitaus ernstere Krankheit haben. Diese bleibt fast unbeachtet im Vergleich mit der einen Kleinigkeit, auf die sie ihre Aufmerksamkeit konzentrieren. In beiden Fällen sind sie jedoch ängstlich darauf bedacht, frei zu sein von jener einen bestimmten Angelegenheit, die ihr ganzes Denken mit Beschlag belegt und ihnen so wesentlich erscheint, dass sie davon geheilt werden wollen. Sie werden verzagt, wenn die Behandlung fehlschlägt.

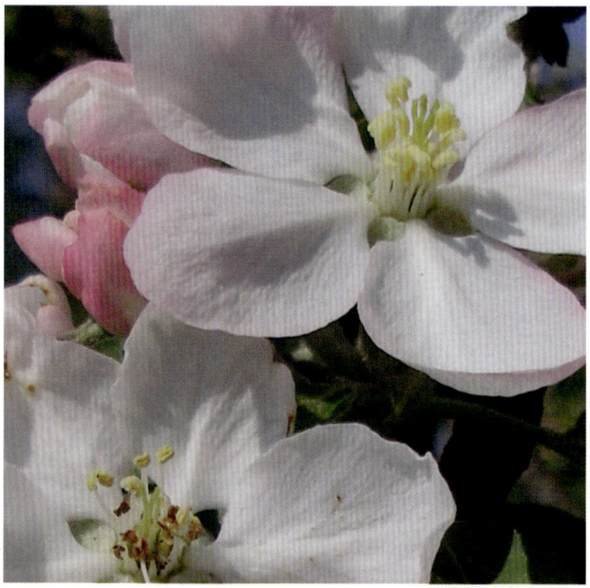

Über die Pflanze:

Der Wildapfelbaum wird bis zu 10 m hoch. Man findet ihn auf Lichtungen, in Hecken und in kleinen Baumgruppen. Die Blätter sind dunkelgrün und leicht gezähnt, an den Zweigen bilden sich Scheindornen. Die kleinen Äpfel haben einen herben, manchmal bitteren Geschmack. Die duftenden, 5-blättrigen weissen Blüten erscheinen im Mai.

Negativer Gemütszustand:

Sauberkeit und Ordnung spielen eine übergrosse Rolle im Leben von Crab Apple Charakteren. Alles muss vollkommen sein. Sie sind perfektionistisch und penibel. Sie wollen alles sehr geordnet haben. Sie sind unflexibel. Sie ähneln einem Künstler, der lange an einem Bild malt, hier und da immer wieder etwas verbessert und sich im Detail verliert.

Positives Entwicklungspotential:

Crab Apple hilft bei innerer und äusserer Reinigung. Man sieht mehr das Gesamtbild und verliert sich nicht mehr in Einzelheiten. Unordnung und Durcheinander belasten einen nicht mehr so. Man bekommt ein natürliches Verhältnis zur Reinheit und Hygiene. Man lernt sich so zu akzeptieren, wie man ist, einschliesslich aller Unzulänglichkeiten.

Bei Kindern und Jugendlichen:

Perfektionist, ständige Neigung zu Kinderkrankheiten. Gefühl, hässlich zu sein. Das Kind ist übersauber und überordentlich, wird zum Reinlichkeitsfanatiker. Es mag keinen Schmutz und wäscht sich ständig die Hände. Jugendliche, die ständig mit unreiner Haut zu kämpfen haben.
Crab Apple verhindert, dass der Hang zur Sauberkeit zum Reinlichkeitsfanatismus wird und der Heranwachsende zum Pedanten wird. Jugendlichen, die unter Akne leiden, gibt diese Essenz oft Erleichterung.

Crab Apple ist Bestandteil der beliebten Bachblüten Creme (Five Flowers Notfall Creme).

→Blütengedanke, Leitsatz, Affirmation und Bild: Seite 26

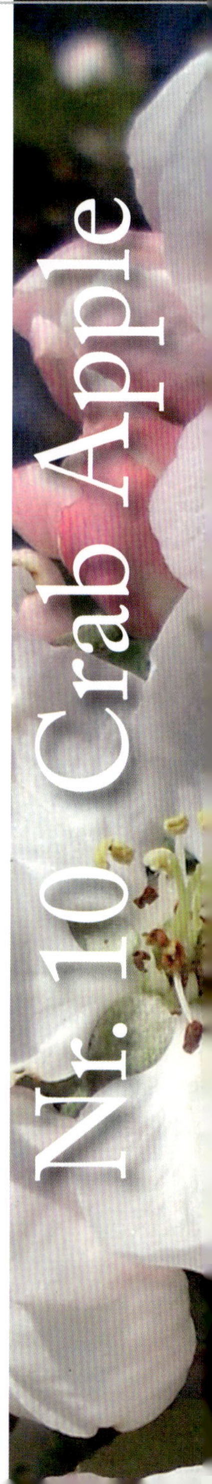

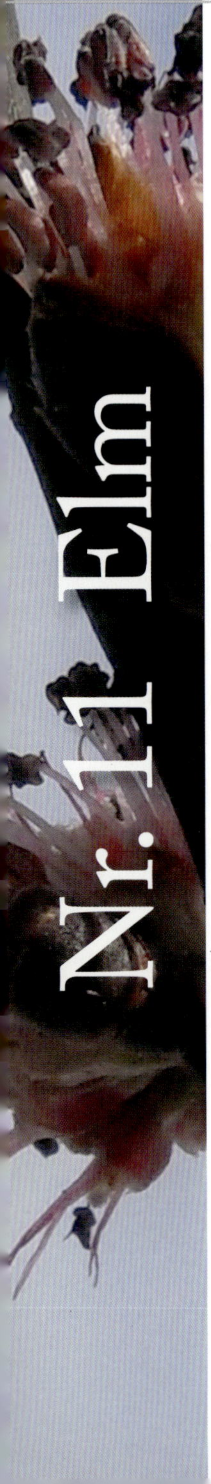

Elm *Ulmus procera Englische Ulme*

Über die Pflanze:
Die englische Ulme ist ein grosser, kraftvoller Baum, der bis zu 25 m hoch werden kann. Gleichzeitig verkörpert er auch eine hohe Sensibilität, man erkennt dies an den zarten Zweigen und dem feinen Flechtwerk der Äste. Die Blütezeit ist ab Februar.

Negativer Gemütszustand:
Elm-Charaktere sind starke, intuitive und verantwortungsvolle Menschen, die ihren Weg im Leben zielgerichtet verfolgen. Sie haben eine tiefe innere Überzeugung, das Richtige zu tun. Sie vergessen manchmal, dass sie körperliche und geistige Grenzen haben.

Positives Entwicklungspotential:
Man bekommt ein richtiges Verhältnis zu den eigenen Kräften und lernt, massvoll mit ihnen umzugehen. Man kann mit Problemen gelassener umgehen und entwickelt das Vertrauen, dass man Situationen meistern kann und dass man dabei auch die notwendige Unterstützung bekommt.

Bei Kindern und Jugendlichen:
Prüfungsangst, Angst vor dem eigenen Versagen. Gefühl der akuten Überforderung, obwohl das Können vorhanden ist. Das Kind verliert plötzlich den Mut und hat Selbstzweifel. Es fürchtet zu versagen. Hat plötzlich Lampenfieber. Es gelingt dadurch nicht das, was es erreichen könnte, z.B. in der Schule, bei Auftritten oder im Sport.
Elm hilft Kindern und Jugendlichen, den plötzlichen, kurzfristigen Zustand von Mutlosigkeit und Versagensangst zu überwinden. Vertrauen in das eigene Können wird zurückgewonnen.

→ Blütengedanke, Leitsatz, Affirmation und Bild: Seite 28

Zitat von Dr. Bach:
Those who are doing good work, are following the calling of their life and who hope to do something of importance, and this often for the benefit of humanity. At times there may be periods of depression when they feel that the task they have undertaken is too difficult, and not within the power of a human being.
(The 12 Healers and other remedies, 1936)

Für jene, die gute Arbeit leisten und ihrer Berufung treu folgen. Sie hoffen, in ihrem Leben etwas Bedeutendes zu leisten und das oft zum Wohle der Menschheit. Es gibt Zeiten, in denen diese Menschen zu Depressionen neigen, nämlich dann, wenn sie fühlen, dass die Aufgabe, die sie sich gestellt haben, zu schwierig ist und ihre menschliche Kraft übersteigt.

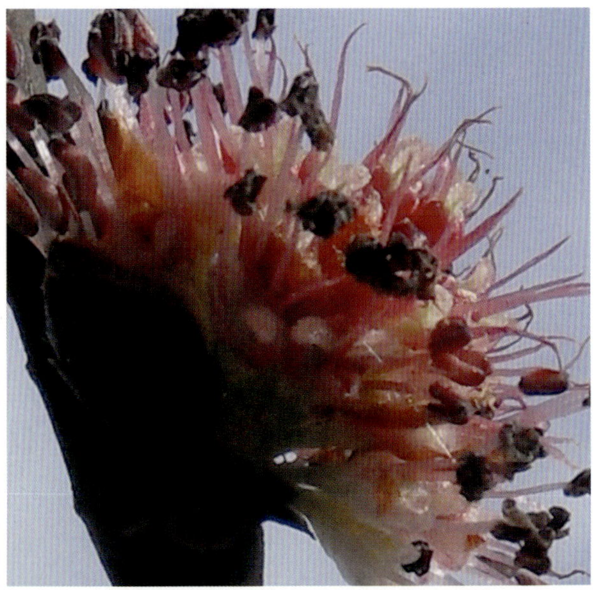

Gentian *Gentiana amarella Bitterer Enzian, Herbstenzian*

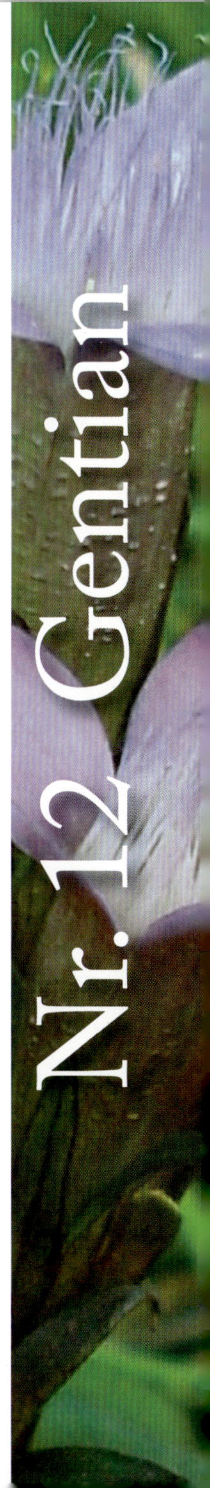

Zitat von Dr. Bach:
Those who are easily discouraged. They may be progressing well in illness, or in the affairs of their daily life, but any small delay or hindrance to progress causes doubt and soon disheartens them.
(The 12 Healers and other remedies, 1936)

Für jene, die sich leicht entmutigen lassen. Sie machen vielleicht schon gute Fortschritte in ihrer Genesung oder den Angelegenheiten ihres täglichen Lebens, aber bereits die geringste Verzögerung oder das kleinste Hindernis lässt sie zweifeln und entmutigt sie.

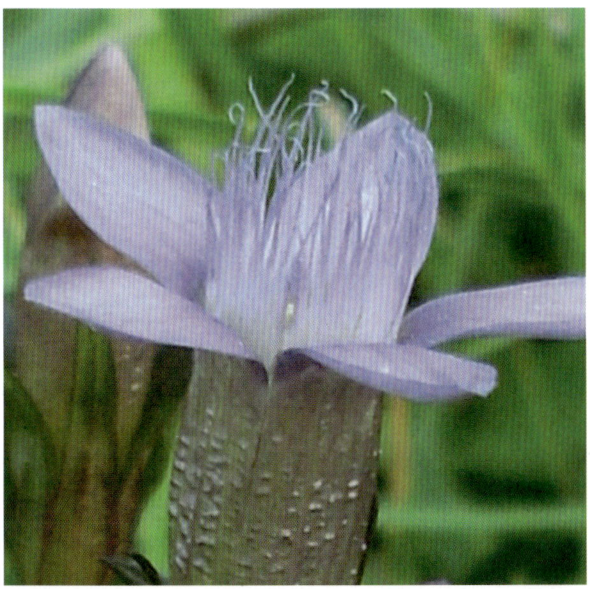

Über die Pflanze:
Man findet den 15-20 cm hohen Herbstenzian auf kalkhaltigen Böden und trockenen hügligen Weiden. Die 5-blättrigen, purpurnen bis violetten Blüten erscheinen von August bis Anfang Oktober.

Negativer Gemütszustand:
Gentian-Charaktere haben wenig Durchhaltevermögen. Sie erscheinen dann niedergeschlagen und hoffnungslos. Sie hinterfragen und analysieren zu vieles und glauben, dass sie alles verstehen müssen. Die Niedergeschlagenheit im negativen Gentian-Zustand entsteht immer durch eine offensichtliche Ursache, anders als wie bei Mustard oder Gorse.

Positives Entwicklungspotential:
Man erhält Durchhaltekraft und Zuversicht in kritischen Situationen. Man entwickelt natürlichen Glauben und hinterfragt nicht mehr alles im Übermass. Auch wird man entschlossener und lässt sich nicht mehr so leicht beirren. Man sieht in Problemen eine Herausforderung und nicht als unüberwindliches Hindernis.

Bei Kindern und Jugendlichen:
Das Kind weint bei dem geringsten Anlass. Hang zum Pessimistmus, Resignation bei den kleinsten Schwierigkeiten, Bettnässen verbunden mit Mutlosigkeit und Niedergeschlagenheit. Aufgeben, wenn etwas nicht auf Anhieb klappt. Der Heranwachsende zeigt wenig Willenskraft. Es fehlt an Ausdauer und stetigem Handeln. Wenn in der Schule eine Arbeit geschrieben wird oder eine Prüfung ansteht, rechnet er immer mit einer schlechten Note.
Gentian hilft Kindern wie Jugendlichen, die pessimistische Haltung zu überwinden. Unbekanntes und Zukünftiges wird gelassener gesehen. Das Vertrauen in die eigenen Fähigkeiten und der Glaube an sich wird gestärkt.

→Blütengedanke, Leitsatz, Affirmation und Bild: Seite 30

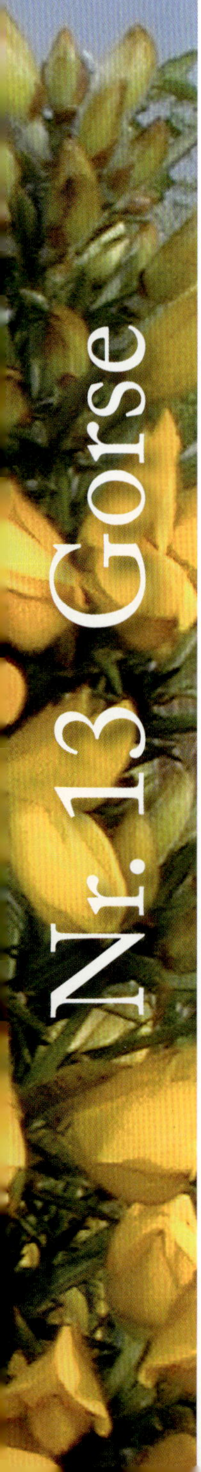

Gorse *Ulex europaeus Stechginster*

Über die Pflanze:
Der bis zu 2 m hohe dornige Strauch bevorzugt steinige Böden, trockene Weiden und Heideland, jedoch meidet er kalkhaltige Böden. Der Stechginster blüht bereits im Winter ab Februar und widersteht dem Schnee und der Kälte.

Negativer Gemütszustand:
Gorse-Charaktere sehen pessimistisch in die Zukunft und können sich auf nichts mehr freuen. Sie sind hoffnungslos, haben innerlich aufgegeben und zerstören durch ihre negative Sichtweise ihre Zukunftsperspektiven.

Positives Entwicklungspotential:
Gorse weckt in einem wieder die Hoffnung und den Glauben auf Besserung. Man verändert seine Grundhaltung und wird wieder lebensbejahend und optimistisch. Man bekommt die Kraft, Schwierigkeiten zu überwinden und den Mut, sich allen Konflikten zu stellen.

Bei Kindern und Jugendlichen:
Resignation, Hoffnungslosigkeit. Das Kind hat die Hoffnung aufgegeben. Es spricht dabei aber nicht über seine Probleme. Es wirkt verschlossen und niedergeschlagen bockig. Als Ursache des Verhaltens kommen körperliche Misshandlungen, finanzielle Nöte oder lieblose Behandlung in Frage. Der Heranwachsende befindet sich in einer schwierig zu beeinflussenden Situation.
Gorse kann Kindern und Jugendlichen den Anstoss geben, wieder Hoffnung zu fassen und aus ihrer Resignationsecke hervorzutreten.

→Blütengedanke, Leitsatz, Affirmation und Bild: Seite 32

Zitat von Dr. Bach:
Very great hopelessness, they have given up belief that more can be done for them. Under persuasion or to please others they may try different treatments, at the same time assuring those around that there is so little hope of relief. Those who are easily discouraged. They may be progressing well in illness, or in the affairs of their daily life, but any small delay or hindrance to progress causes doubt and soon disheartens them. (The 12 Healers and other remedies, 1936)

Tiefe Hoffnungslosigkeit; diese Menschen haben den Glauben verloren, dass man ihnen noch helfen kann. Um anderen einen Gefallen zu tun, probieren sie vielleicht noch verschiedene Behandlungsformen aus, versichern aber dabei ihren Mitmenschen, dass die Hoffnung auf Linderung nur ganz gering ist. Für die, die leicht zu entmutigen sind. Sie können gute Fortschritte machen bei Krankheit oder in Angelegenheiten des täglichen Lebens, aber jede kleine Verzögerung oder Behinderung verursacht Zweifel und entmutigt sie bald.

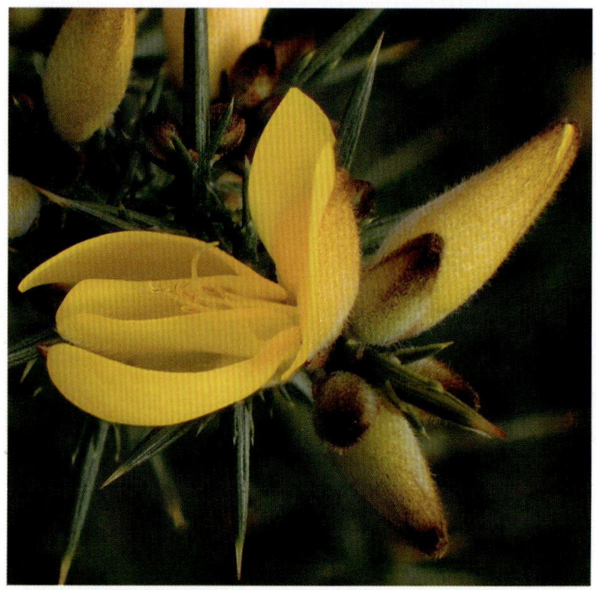

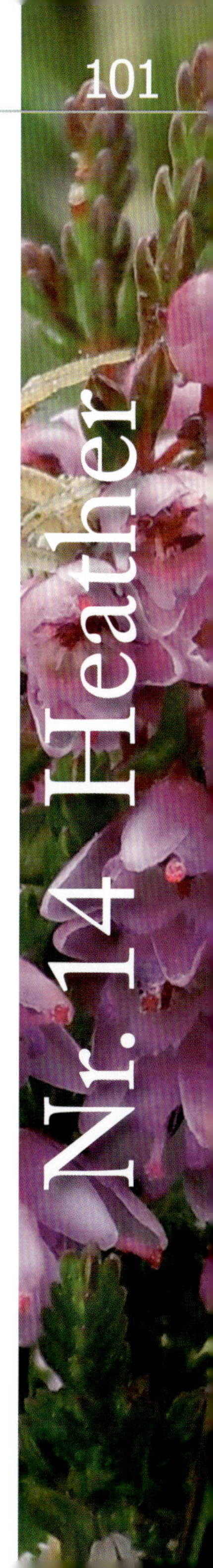

Heather *Calluna vulgaris Schottisches Heidekraut*

Zitat von Dr. Bach:
Those who are always seeking the companionship of anyone who may be available, as they find it necessary to discuss their own affairs with others, no matter whom it may be. They are very unhappy if they have to be alone for any length of time.
(The 12 Healers and other remedies, 1936)

Für jene, die ständig Gesellschaft brauchen und suchen, weil sie es für notwendig halten, ihre eigenen Angelegenheiten mit anderen zu besprechen, ganz gleich, mit wem es auch sei. Sie sind sehr unglücklich, wenn sie einmal für einige Zeit allein sein müssen.

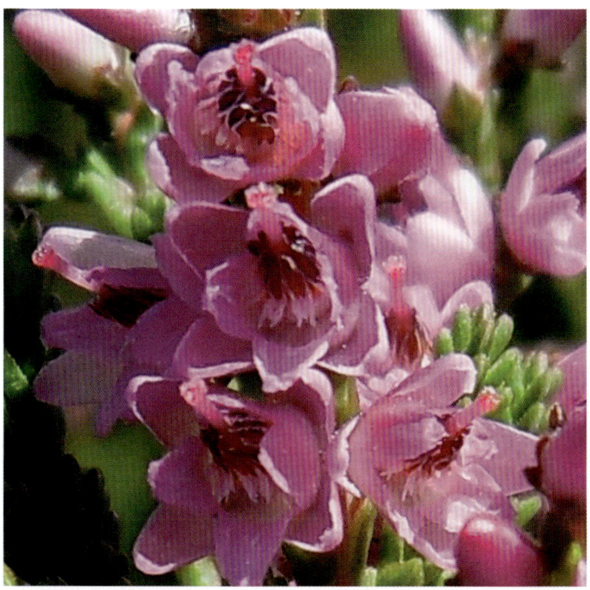

Über die Pflanze:
Das Schottische Heidekraut gedeiht auf feuchten Böden und auf sandigem Heideland. Am häufigsten ist es im Gebirge und in Mooren zu finden. Die Blütezeit der 4- blättrigen rosa bis purpurnen Blüten ist August bis September.

Negativer Gemütszustand:
Heather-Charaktere sind oft sehr gesellig, möchten beliebt und geachtet sein. Sie stehen gerne im Mittelpunkt. Sie lieben es bewundert und geschätzt zu werden. Sie leiden unter Minderwertigkeitsgefühlen, möchten sich dies aber nicht eingestehen. Bei ihnen dreht sich fast alles um sie selbst. Hypochonder. Sie neigen dazu, andere mit einem unaufhaltsamen Redeschwall zu überfallen. Oft werden sie von anderen Mitmenschen als aufdringlich und nervend empfunden.

Positives Entwicklungspotential:
Man entwickelt Einfühlungsvermögen und Hilfsbereitschaft. Man wird unabhängiger, eigenständiger und kann auch alleine sein. Man lernt, anderen zuzuhören. Man wird selbstsicherer und erhält Stärke und Zuversicht.

Bei Kindern und Jugendlichen:
Das quengelige die Mutter ständig beanspruchende Baby. Das Kind, das immer im Mittelpunkt stehen will, viel Zuwendung braucht und schlecht allein sein kann. Kind mit Verlustängsten. Drängt sich oft zwischen Erwachsene, um dazwischenzureden. Es redet unaufhörlich und kann nicht alleine bleiben. Es ist ständig auf der Suche nach Publikum und stellt sich selbst in den Mittelpunkt. Es greift dabei auch auf Angeben und Lügen zurück. Es ist selbstbezogen und dementsprechend wenig mitfühlend. Jugendliche, die nur mit sich selbst beschäftigt sind.
Heather hilft dem Heranwachsenden, die Egozentrik zu überwinden und die Bedürfnisse anderer zu verstehen.

→Blütengedanke, Leitsatz, Affirmation und Bild: Seite 34

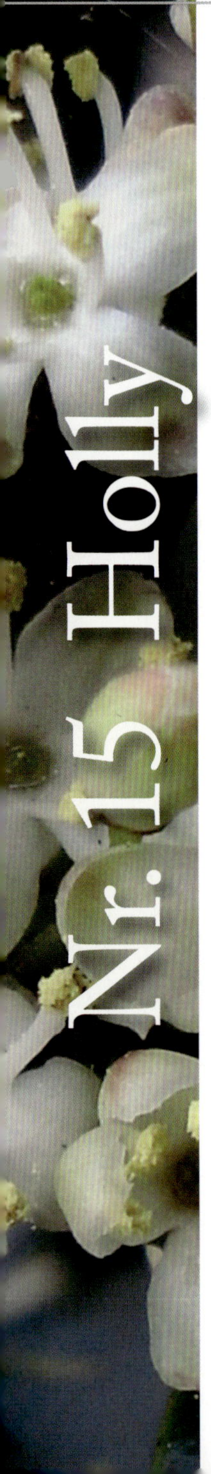

Holly *Ilex aquifolium Stechpalme*

Über die Pflanze:
Die Stechpalme ist ein immergrüner Baum oder Strauch mit harten, glänzenden Blättern und Dornen. Sie trägt leuchtend rote Beeren. Der Stamm hat eine glatte graue Rinde und kann bis zu 20 m hoch werden. Sie wächst an Hecken und in Wäldern. Die kleinen 4-blättrigen, weissen bis zart rosa Blüten haben einen süssen Duft. Blütezeit ist von Mai bis Juni.

Negativer Gemütszustand:
Holly-Charaktere lassen sich leicht von negativen Einflüssen in Besitz nehmen. Bisweilen überkommt uns einfach eine Stimmung wie Neid, Hass, Ärger, Aggression oder Eifersucht. Wenn wir uns dessen bewusst werden, geben wir diesen Gefühlen keinen Raum. Wenn wir uns jedoch diesen negativen Einflüssen öffnen, werden wir Sklaven dieser Gemütszustände.

Positives Entwicklungspotential:
Man wird gelassener und lässt sich nicht mehr so schnell reizen. Man freut sich über den Erfolg anderer, auch wenn es einem selbst nicht so gut geht. Holly wirkt besänftigend, lässt einen einfühlsamer und harmonischer werden.

Bei Kindern und Jugendlichen:
Chronischer Nein-Sager, freche Göre. Trotzphase, Eifersucht. Das Kind ist oft wütend, aggressiv und rachsüchtig. Es ist neidisch auf Mitschüler. Misslingt anderen etwas, zeigt es unverhohlen Schadenfreude. Holly hilft Heranwachsenden, weniger die geschilderten Gefühle Neid, Aggression, Wut, Hass und Eifersucht zu entwickeln. Die Essenz bewirkt eine positive Haltung gegenüber anderen.

→Blütengedanke, Leitsatz, Affirmation und Bild: Seite 36

Zitat von Dr. Bach:
For those who sometimes are attacked by thoughts of such kind as jealousy, envy, revenge, suspicion. For the different forms of vexation. Within themselves they may suffer much, often when there is no real cause for their unhappiness. (The 12 Healers and other remedies, 1936)

Für jene, die manchmal von Gedanken wie Eifersucht, Neid, Rachsucht oder Verdächtigung heimgesucht werden. Für die verschiedenen Formen von Ärger und Verdruss. Diese Menschen leiden häufig sehr stark, obwohl es oft für ihr Unglücklich sein keinen echten Grund gibt.

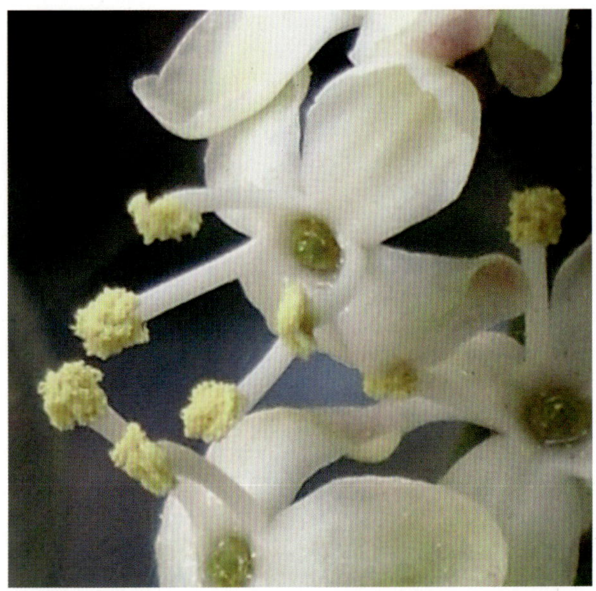

Honeysuckle *Lonicera caprifolium Waldgeissblatt*

Zitat von Dr. Bach:
Those who live much in the past, perhaps a time of great happiness, or memories of a lost friend, or ambitions which have not come true. They do not expect further happiness such as they have had.
(The 12 Healers and other remedies, 1936)

Für jene, die in Gedanken viel in der Vergangenheit weilen, weil diese glücklicher war, oder die den Erinnerungen an eine verlorene Freundschaft nachhängen bzw. alten Wunschträumen, die sich nicht erfüllt haben. Sie können nicht glauben, in der Gegenwart oder Zukunft noch einmal Glück zu erleben.

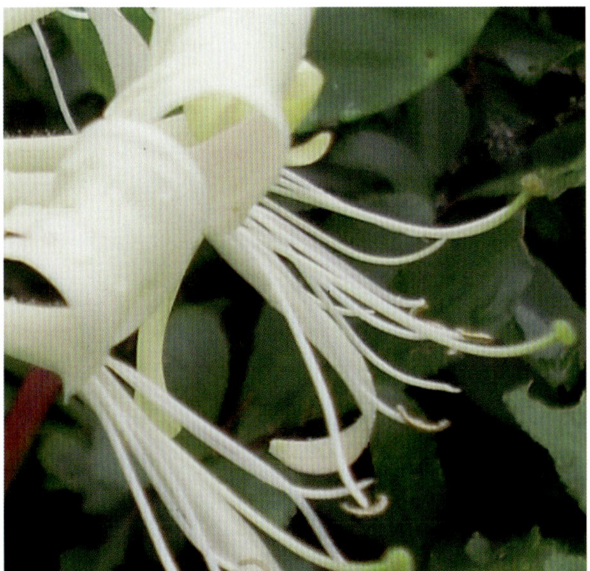

Über die Pflanze:
Das Waldgeissblatt ist eine Kletterpflanze, die bis zu 6 m lang werden kann. Man findet es in Wäldern und auf Heideböden. Die Pflanze bildet von Juni bis August Trauben von langen, röhrenförmigen Blüten. Die Blütenblätter sind aussen rot und innen weiss. Nach ihrer Bestäubung färben sich die Blüten gelb.

Negativer Gemütszustand:
Honeysuckle-Charaktere sind träumerische empfindsame Menschen. Sie leben gerne in der Vergangenheit, weil sie die Gegenwart als hart, problematisch oder langweilig empfinden. Sie leben in der Vorstellung, dass die Zeiten früher besser waren, und verschönern sie. Aus diesem Grund flüchten sie sich in die 'guten alten Zeiten', um so der Konfrontation mit der Gegenwart aus dem Wege zu gehen.

Positives Entwicklungspotential:
Man lernt, mit Verlusten und Veränderungen besser umzugehen. Man flüchtet sich nicht mehr in die alten Zeiten. Man setzt sich konstruktiv mit der Vergangenheit auseinander und stellt sich der Gegenwart.

Bei Kindern und Jugendlichen:
Schwierigkeiten sich in Neues einzuleben, Heimweh. Das Kind möchte alles um sich herum unverändert lassen. Bei Verabschiedungen (zum Beispiel Kindergarten) klammert es, Tränen fliessen. Die Einschulung stellt oft ein Problem dar.
Die Heranwachsenden haben Schwierigkeiten, sich mit einer neuen Umgebung zu identifizieren.
Honeysuckle hilft Jugendlichen beim Loslassen des Vergangenen. Die Eingewöhnung an eine neue Umgebung oder an einen neuen Lebensabschnitt fällt leichter.

→ Blütengedanke, Leitsatz, Affirmation und Bild: Seite 38

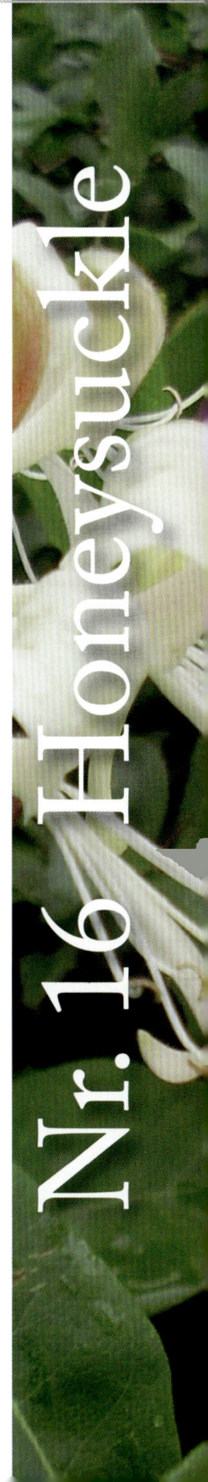

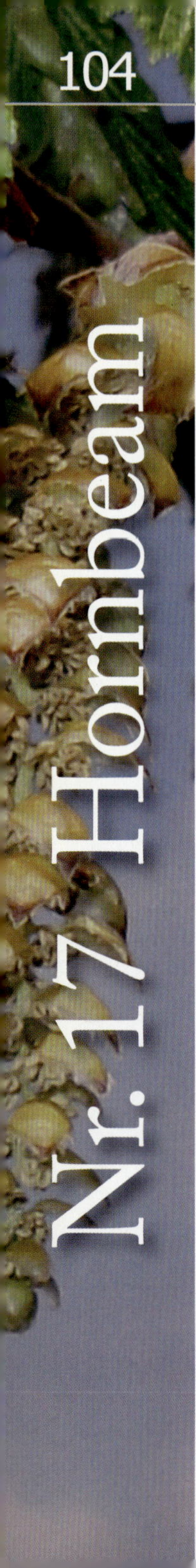

Hornbeam *Carpinus betulus Hainbuche, Weissbuche*

Über die Pflanze:
Die Weissbuche kann bis zu 25 m hoch werden. Der Stamm hat eine blass-silbergraue Rinde. Sie gehört zur Familie der Birkengewächse. Weibliche und männliche Blüten befinden sich am selben Baum. Blütezeit ist April bis Mai.

Negativer Gemütszustand:
Hornbeam-Charaktere fühlen sich durch die Anforderungen ihres täglichen Lebens oder durch Aufgaben überfordert. Dies, obwohl sie eigentlich dazu fähig wären, alles zu bewältigen. Sie fühlen sich dann kraftlos, geschafft und schwunglos. Sie neigen dazu die Anforderungen, die vor ihnen liegen, schwerer einzuschätzen, als sie in Wirklichkeit sind.

Positives Entwicklungspotential:
Man geht optimistisch mit den gestellten Aufgaben des Alltags um. Man wird fähig Aufgaben zu bewältigen, die scheinbar die eigenen Kräfte übersteigen. Man entwickelt eine positive und aktive Lebenseinstellung.

Bei Kindern und Jugendlichen:
Müdigkeit, die sich nach sportlicher Betätigung oder Überraschungen bessert. Schwierigkeiten, morgens aufzustehen. Das Kind schlurft durch die Gegend, ist schlapp und fühlt sich müde. Das morgendliche Aufstehen fällt schwer, es sitzt unausgeschlafen und muffig am Frühstückstisch. Die Hausaufgaben werden zur täglichen Qual. Ständig muss es zur Erledigung übertragener Aufgaben angetrieben werden. Hornbeam hilft Heranwachsenden, eine müde und schlaffe Grundhaltung zu überwinden. Der Jugendliche gewinnt durch diese Essenz mehr Freude am Leben. Er wird geistig frischer und körperlich tatkräftiger.

→Blütengedanke, Leitsatz, Affirmation und Bild: Seite 40

Zitat von Dr. Bach:
For those who feel that they have not sufficient strength, mentally or physically, to carry the burden of life placed upon them; the affairs of every day seem too much for them to accomplish, though they generally succeeded in fulfilling their task. For those who believe that some part, of mind or body, needs to be strengthened before they can easily fulfil their work.
(The 12 Healers and other remedies, 1936)

Für jene, die das Gefühl haben, dass sie weder geistig noch körperlich die Stärke haben, die Last des Lebens zu tragen. Die Angelegenheit des Alltags erscheint ihnen zu schwer, auch wenn sie ihre Aufgabe in der Regel erfüllen können. Für jene, die glauben, dass sie geistiger oder körperlicher Stärkung bedürfen, um ihre täglichen Aufgaben leichter erledigen zu können.

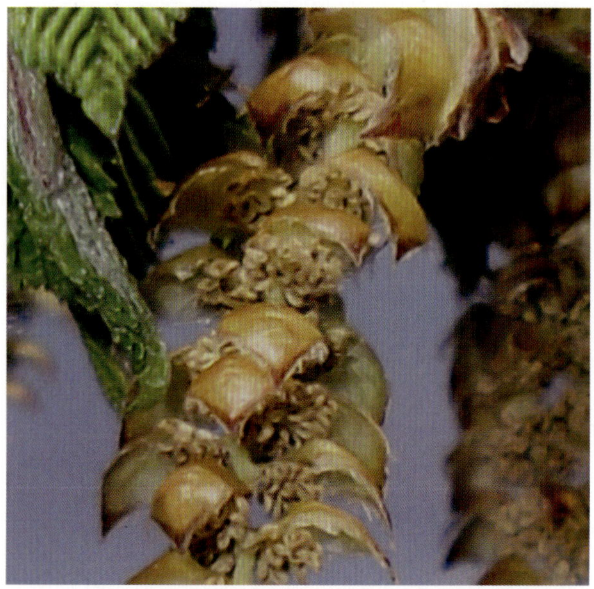

Impatiens *Impatiens glandulifera Drüsentragendes Springkraut*

Zitat von Dr. Bach:
Those who are quick in thought and action and who wish all things to be done without hesitation or delay. When ill they are anxious for a hasty recovery. They find it very difficult to be patient with people who are slow, as they consider it wrong and a waste of time, and they will endeavour to make such people quicker in all ways. They often prefer to work and think alone, so that they can do everything at their own speed. (The 12 Healers and other remedies, 1936)

Für jene, die rasch im Denken und Handeln sind, die alles schnell und ohne Zögern tun wollen. Im Falle einer Erkrankung sind sie darauf bedacht, rasch wieder gesund zu werden. Es fällt ihnen schwer, bei langsamen Menschen Geduld zu haben, da sie Langsamkeit als falsch und Zeitverschwendung betrachten. Sie setzen alles daran, solche Menschen in ihrem Tun zu beschleunigen. Oftmals ziehen sie es vor, alleine zu arbeiten und ihre Gedanken für sich zu behalten, so dass sie alles in ihrem eigenen Tempo erledigen zu können.

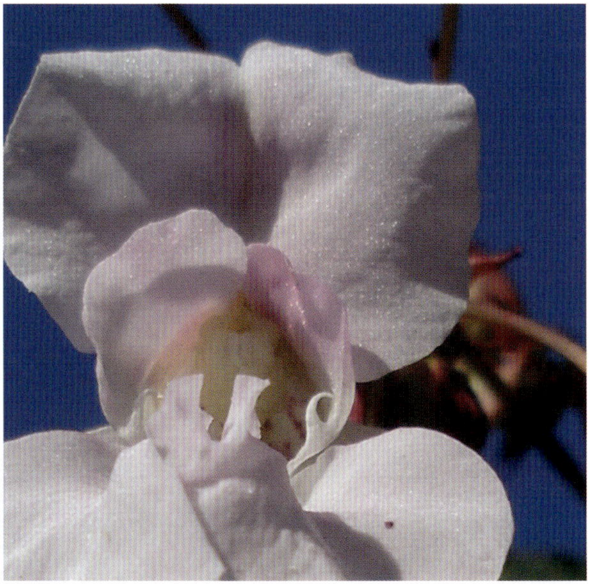

Über die Pflanze:
Das einjährige Springkraut kann bis zu 2 m hoch werden und kommt ursprünglich aus dem Himalaya. Man findet es an feuchten Stellen. Dr Bach benutzte ausschliesslich die hellen zartmalvenfarbigen Blüten. Die Blütezeit ist von Juli bis September.

Negativer Gemütszustand:
Impatiens-Charaktere sind von Natur aus schneller als andere, besitzen eine rasche Auffassungsgabe und sind intelligent. Im negativen Zustand ist diese Schnelligkeit nicht mehr zu bändigen. Dies führt zu Ungeduld, Hast, Unruhe, Nervosität und Gereiztheit.

Positives Entwicklungspotential:
Man wird ruhig, ausgeglichen, geduldig und umsichtig. Man entwickelt Verständnis dafür, dass andere Menschen nicht so schnell sind wie man selbst. Man kann mit hoher geistiger Geschwindigkeit denken und handeln, ohne dabei die Sorgfalt zu verlieren.

Bei Kindern und Jugendlichen:
Ungeduldige Babys, die sich in ihren Grell hineinsteigern. Zappelphilipp, hyperaktive Kinder. Neigung zu Flüchtigkeitsfehlern, Hektiker. Das Kind kennt kein Ausruhen. Alles muss ganz schnell gehen. Es ist den ganzen Tag in Bewegung. Die Hyperaktivität kann dann plötzlich in Müdigkeit mit Wutanfällen umkippen. Das Kind ist sehr impulsiv, viele Dinge werden überstürzt gemacht.
Impatiens hilft dem Heranwachsenden, abgeklärter, ruhiger und gelassener zu werden.
Die Essenz schenkt Eltern mehr Geduld im Umgang mit ihren Kindern.

→ Blütengedanke, Leitsatz, Affirmation und Bild: Seite 42

Larch *Larix decidua Lärche*

Über die Pflanze:
Die Lärche kann bis zu 30 m hoch werden. Sie wächst an Waldrändern und auf Hügeln. Der Baum hat eine grobe Rinde, die Nadeln sind in grünen Büscheln angeordnet. Die männlichen gelben und die weiblichen roten Blüten befinden sich am selben Baum. Die Blütezeit ist Ende März bis April.

Negativer Gemütszustand:
Larch-Charaktere sind von der eigenen Unzulänglichkeit überzeugt und lassen deshalb viele Gelegenheiten vorüber gehen. Sie sind von Natur aus schüchtern, zurückhaltend und zaghaft. Sie denken von sich, dass sie nicht so gut, schön, intelligent oder stark wie die anderen sind.

Positives Entwicklungspotential:
Larch stärkt die Entschlusskraft, den Mut und die Risikobereitschaft. Man lernt seine Schwächen und Fehler zu akzeptieren, ohne sie überzubewerten. Man traut sich mehr zu. Larch baut Minderwertigkeitskomplexe ab und fördert mehr Selbstsicherheit. Man entwickelt einen konstruktiven Respekt zu den Mitmenschen.

Bei Kindern und Jugendlichen:
Das Kind hängt ständig am Rockzipfel der Mutter. Versager aus Angst vor Blamage. Traut sich nichts zu. Es befürchtet, etwas Falsches zu sagen und meldet sich vielleicht deswegen nicht in der Schule, obwohl es etwas weiss. Es fehlt an Selbstvertrauen.
Larch hilft dem Heranwachsenden, an sich zuglauben und die Angst vor Blamagen abzubauen. Jugendliche, die im Stimmbruch sind, erfahren eine Stärkung ihrer Persönlichkeit.

→Blütengedanke, Leitsatz, Affirmation und Bild: Seite 44

Zitat von Dr. Bach:
For those who do not consider themselves as good or capable as those around them, who expect failure, who feel that they will never be a success, and so do not venture or make a strong enough attempt to succeed.
(The 12 Healers and other remedies, 1936)

Für jene, die sich selbst nicht für so gut oder fähig halten wie die Menschen in ihrer Umgebung. Sie rechnen damit, zu scheitern und haben das Gefühl, nicht erfolgreich sein zu können, so wagen sie nicht einmal eine Anstrengung, die gross genug ist, ihnen Erfolg zu bringen.

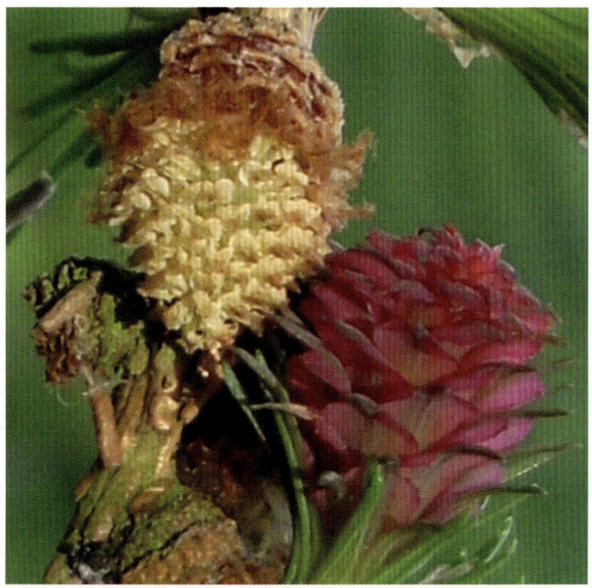

Mimulus *Mimulus guttatus Gefleckte Gauklerblume*

Zitat von Dr. Bach:
Fear of worldly things, illness, pain, accidents, poverty, of dark, of being alone, of misfortune. The fears of everyday life. These people quietly and secretly bear their dread, they do not freely speak of it to others.
(The 12 Healers and other remedies, 1936)

Für diejenigen, die Angst vor weltlichen, bestimmbaren Dingen, Krankheiten, Schmerzen, Armut, Dunkelheit, Alleinsein, Unglück und Unfällen haben. Es sind Ängste des täglichen Lebens. Diese Menschen behalten ihre Ängste und Befürchtungen für sich und sprechen nur selten mit anderen darüber.

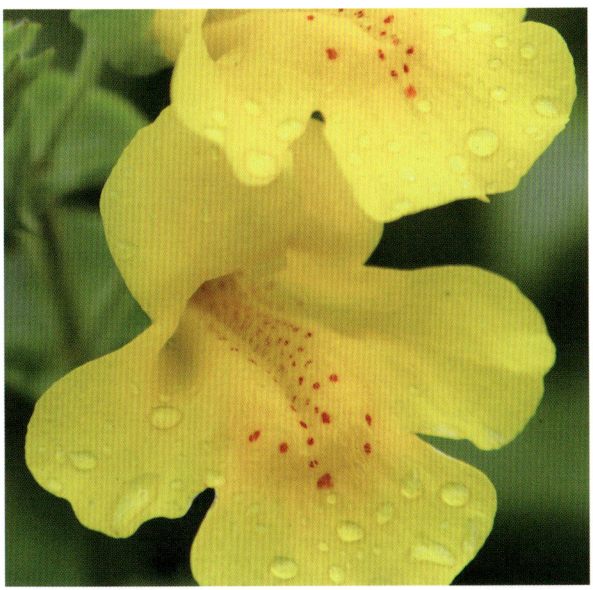

Über die Pflanze:
Die Gauklerblume kann bis zu 50 cm hoch werden und stammt ursprünglich aus Nordamerika. Sie hat einen fleischigen Stiel, die leuchtend gelben Blüten weisen 5 zusammengewachsene Blätter auf. Sie gedeiht auf feuchten Böden, an Bächen und Wasserläufen. Die Blütezeit ist von Juli bis August.

Negativer Gemütszustand:
Mimulus-Charaktere sind empfindsame, verletzliche und feinfühlige Menschen. Diese Empfindsamkeit kann in übertriebene Ängstlichkeit umschlagen. Die Angst im negativen Mimulus-Zustand ist konkret auf ganz bestimmte Situationen, Menschen oder Dinge zurückzuführen, wie z.B. vor einm Arztbesuch, fremden Personen, Krankheiten, Tod, Alleinsein, Schlangen, Spinnen, Unfällen, der Zukunft, Platzangst usw.

Positives Entwicklungspotential:
Man begegnet Schwierigkeiten, Herausforderungen des Lebens mit mehr Mut und Gelassenheit. Mimulus fördert die Fähigkeit, sich neuen Situationen zu stellen. Man entwickelt Vertrauen und Zuversicht. So wächst man über die eigenen Befürchtungen hinaus und erkennt ihre Relativität.

Bei Kindern und Jugendlichen:
Das Kind fürchtet sich unbegründet vor allem. Es ist ein Angsthase und gegen alles empfindlich. Es neigt zur Prüfungsangst und scheut sich, das Wort zu ergreifen. Weitere Kennzeichen bei Jugendlichen sind Schüchternheit, Menschenscheu, Hemmungen, Stottern, nervöse Ticks, leichtes Erröten.
Mimulus hilft dem Heranwachsenden, Mut und Tapferkeit zu entwickeln und mit Ängsten besser umzugehen. Die Essenz ist gut für erschöpfte und überängstliche Eltern, die ständig in der Angst leben, bei der Erziehung ihrer Kinder etwas falsch zu machen.

→ Blütengedanke, Leitsatz, Affirmation und Bild: Seite 46

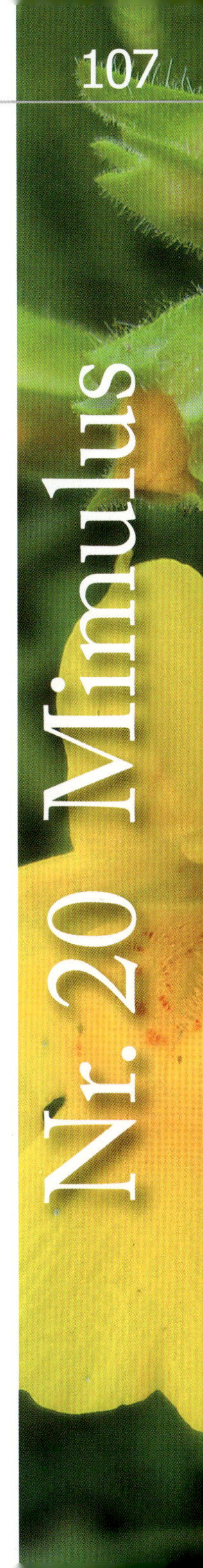

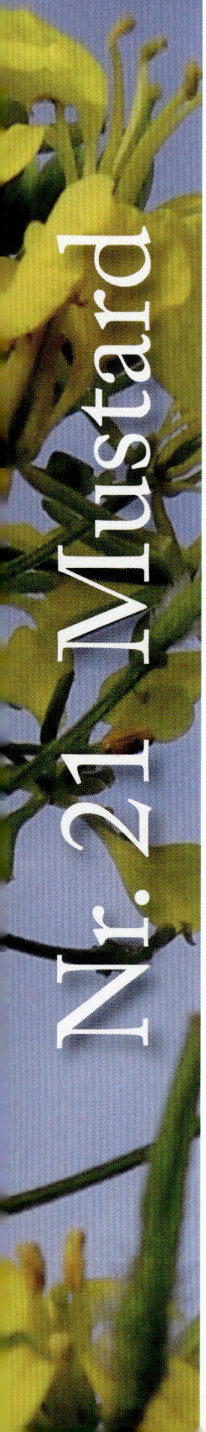

Mustard *Sinapis arvensis Wilder Senf, Ackersenf*

Über die Pflanze:
Der einjährige wilde Senf wird zwischen 50 und 70 cm hoch. Er gehört zur Familie der Kreuzblütengewächse. Man findet ihn verbreitet an Wegrändern und auf Feldern. Der Stiel und die Blätter sind behaart. Die Blütezeit der leuchtend gelben Blüten ist von Mai bis Oktober.

Negativer Gemütszustand:
Bei Mustard-Charakteren bricht aus heiterem Himmel eine scheinbar grundlose, tiefe Melancholie und Schwermut aus, die das ganze Fühlen und Denken übernimmt. Sie fühlen sich der düsteren Schwermütigkeit, Griesgrämigkeit, Lustlosigkeit und schlechter Laune völlig ausgeliefert und können sich nicht durch vernünftige Argumente davon lösen.

Positives Entwicklungspotential:
Mustard bringt nach einer Zeit von tiefer Niedergeschlagenheit und Verzweiflung wieder Freude und Licht ins Leben. Es baut depressive Stimmung ab, wie Übellaunigkeit, Pessimismus, Unlust, Freudlosigkeit und Griesgrämigkeit. Man lernt mit einer inneren Heiterkeit durch die Höhen und Tiefen des Lebens zu gehen und lässt sich nicht mehr so leicht herunterziehen.

Bei Kindern und Jugendlichen:
Das Kind ist traurig, obwohl es keinen triftigen Grund dafür gibt. Es wirkt sehr ernst und neigt zur Melancholie. Es ist ohne nachvollziehbare Ursache depressiv.
Mustard hilft dem Heranwachsenden, die Traurigkeit und die depressive Stimmung zu überwinden.

→ Blütengedanke, Leitsatz, Affirmation und Bild: Seite 48

Zitat von Dr. Bach:
Those who are liable to times of gloom, or even despair, as though a cold dark cloud overshadowed them and hid the light and the joy of life. It may not be possible to give any reason or explanation for such attacks. Under these conditions it is almost impossible to appear happy or cheerful.
(The 12 Healers and other remedies, 1936)

Für jene, die zuweilen schwermütig oder gar verzweifelt sind, so als ob eine kalte, dunkle Wolke sie überschattet, die das Licht und die Lebensfreude vor ihnen verbirgt. Es scheint unmöglich zu sein, einen Grund oder eine Erklärung für diese Stimmungen zu finden. Unter diesen Umständen ist es fast unmöglich, glücklich oder fröhlich zu sein.

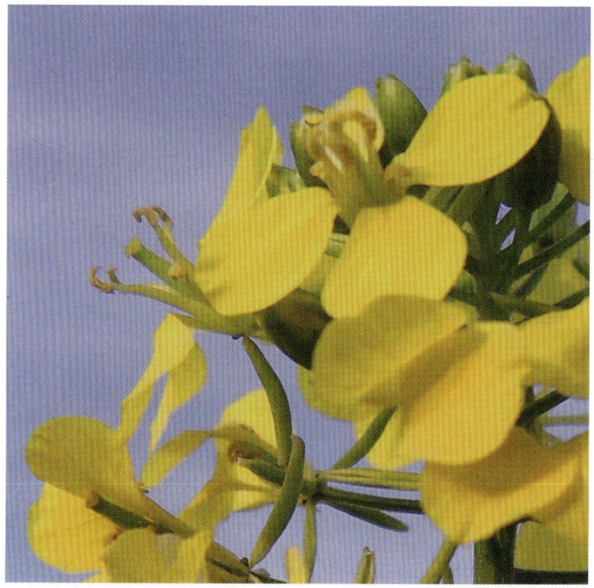

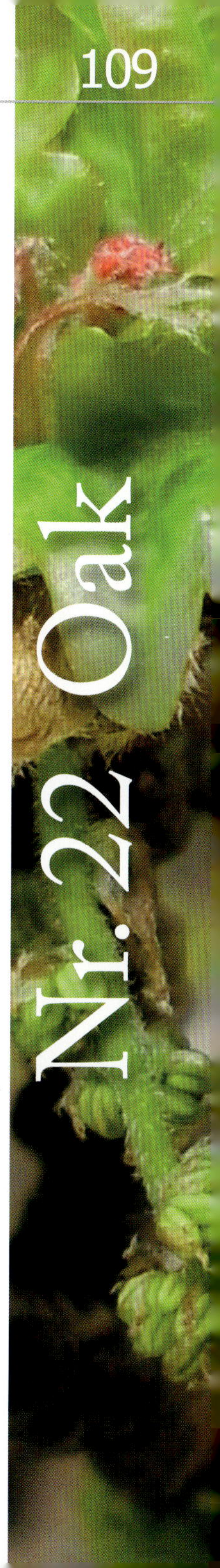

Oak *Quercus robur Stileiche, Sommereiche*

Zitat von Dr. Bach:

For those who are struggling and fighting strongly to get well, or in connection with the affairs of their daily life. They will go on trying one thing after another, though their case may seem hopeless. They will fight on. They are discontented with themselves if illness interferes with their duties or helping others. They are brave people, fighting against great difficulties, without loss of hope or effort. (The 12 Healers and other remedies, 1936)

Für jene, die sich sehr anstrengen und sich Mühe geben, um wieder gesund zu werden und auch in ihrem täglichen Leben hart kämpfen. Sie werden weiterhin eines nach dem anderen ausprobieren, auch wenn ihr Fall hoffnungslos scheint. Sie kämpfen weiter. Sie sind nicht zufrieden mit sich selbst, wenn Krankheiten ihnen die Erfüllung ihrer Pflichten oder ihre Hilfe für andere durchkreuzt. Sie sind tapfere Menschen, die gegen grosse Schwierigkeiten ankämpfen können, ohne dass ihre Anstrengungen oder Hoffnung dabei nachlassen.

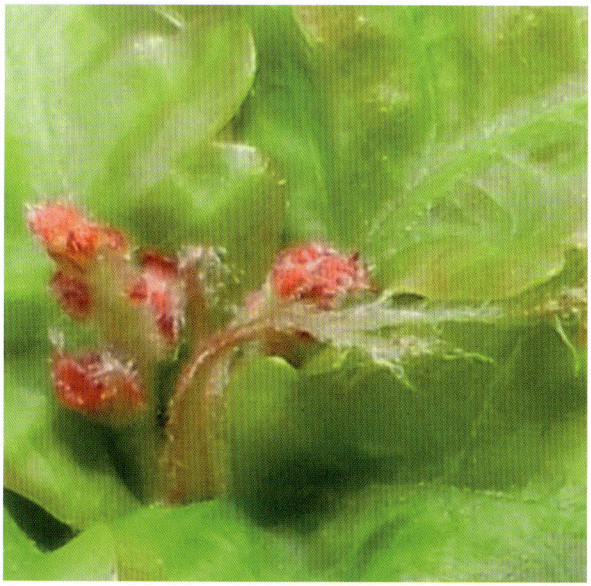

Über die Pflanze:

Die Eiche gehört zu der Familie der Buchengewächse. Sie ist in Wäldern, auf Wiesen und in Hainen zu finden. Der im Alter majestätische ausladende Baum mit dunkelgrau bis braungrauer tief gefurchter Rinde kann bis 800 Jahre alt werden. Die weiblichen roten Blüten und die männlichen Kätzchen wachsen beide am gleichen Baum. Die Blütezeit ist von Ende April bis Anfang Mai.

Negativer Gemütszustand:

Bei Oak-Charakteren schlägt starke Entschlossenheit in Sturheit um, die Stärke in Starrheit. Wenn sie sich etwas in den Kopf gesetzt haben, können sie nicht mehr loslassen. Sie sind verbissen und verbohrt und wollen nicht aufgeben, selbst dann nicht, wenn keine Aussicht auf Erfolg besteht oder sie überfordert sind. Sie sind unfähig sich einzugestehen, dass sie sich übernommen oder geirrt haben. Es geht ihnen nicht mehr um das Ziel, sondern um den Sieg.

Positives Entwicklungspotential:

Man wird gelassener und entspannter. Man kann loslassen, wenn eine Situation nicht mehr haltbar ist. Man nimmt das Leben leichter und setzt sich nicht mehr so unter Stress. Man wird nachgiebig, flexibel und ist auch zu Kompromissen bereit. Man übernimmt gerne schwere Aufgaben, kann aber auch seine eigenen Grenzen erkennen.

Bei Kindern und Jugendlichen:

Das Kind müht sich ab, schafft das Ziel jedoch nicht und nimmt dennoch keine Hilfe an.
Oak hilft dem Heranwachsenden, in einer schwierigen Situation Hilfe anzunehmen. Die Essenz unterstützt dabei, die eigenen Vorstellungen umzusetzen.

→ Blütengedanke, Leitsatz, Affirmation und Bild: Seite 50

Nr. 23 Olive

Olive *Olea europaea Olive*

Über die Pflanze:
Der Olivenbaum wird zwischen 5 und 15 m hoch. Die Rinde ist blassgrau, die Oberseite der Blätter ist dunkelgrün und die Unterseite silbrig. Die Olive wächst vorzugsweise im Mittelmeerraum. Die kleinen weissen bis cremefarbigen Blüten haben vier Blätter. Die Blütezeit ist ab Mai.

Negativer Gemütszustand:
Olive-Charaktere fühlen sich schwach, müde und sind kaum belastbar. Sie brauchen oft viel Schlaf. Ihre Konstitution ist schwach. Der ganze Organismus ist kraftlos. Sie fühlen sich durch auf sie übertragene Aufgaben überanstrengt, ausgelaugt, erschöpft und ausgepumpt. Sie haben keine Lust irgendetwas zu unternehmen, weil sie sich kraftlos fühlen.

Positives Entwicklungspotential:
Man lernt seine Kräfte gut einzuteilen. Olive wirkt stärkend und kann die normale körperliche und geistige Leistungsfähigkeit wieder aufbauen. Man entwickelt Vitalität, Kraft und Lebensfreude.

Bei Kindern und Jugendlichen:
Das Kind wirkt im Laufe des Tages zunehmend erschöpft. Die Gesichtsfarbe ist blass. Es hat zu nichts richtig Lust und kann sich zu nichts aufraffen. Oft fehlt es an Ausdauer und Motivation.
Olive hilft dem Heranwachsenden, körperlich und geistig stärker zu werden. Das müde Verhalten bessert sich. Auch empfehlenswert in der Erholungsphase nach überstandener Krankheit.
Die Essenz gibt erschöpften Eltern wieder neue Kraft und zeigt neue Perspektiven in der Erziehung.

→ Blütengedanke, Leitsatz, Affirmation und Bild: Seite 52

Zitat von Dr. Bach:
Those who have suffered much mentally or physically and are so exhausted and weary that they feel they have no more strength to make any effort. Daily life is hard work for them, without pleasure.
(The 12 Healers and other remedies, 1936)

Für jene, die seelisch oder körperlich so gelitten haben, so erschöpft und müde sind, dass sie das Gefühl haben, keine Kraft mehr zu besitzen, um sich von Neuem anzustrengen. Das tägliche Leben ist für sie harte Arbeit ohne Freude.

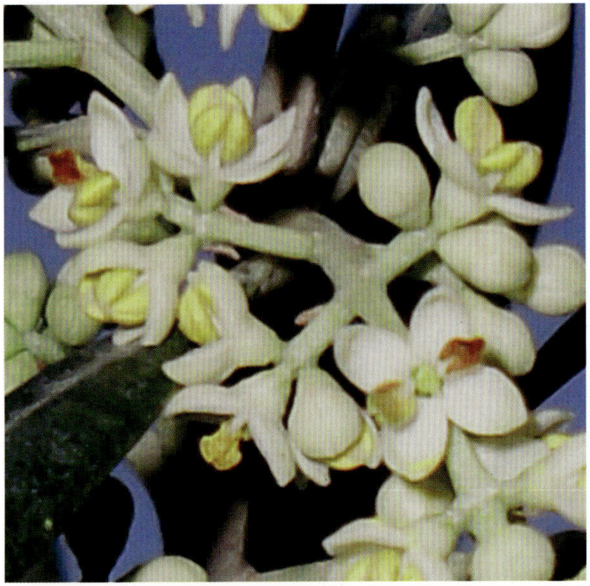

Pine *Pinus sylvestris Schottische Kiefer*

Zitat von Dr. Bach:
For those who blame themselves. Even when successful they think that they could have done better, and are never content with their efforts or the results. They are hard-working and suffer much from the faults they attach to themselves. Sometimes if there is any mistake it is due to another, but they will claim responsibility even for that. (The 12 Healers and other remedies, 1936)

Für jene, die sich Selbstvorwürfe machen. Selbst wenn sie erfolgreich sind, meinen sie, sie hätten es noch besser machen können und sind mit ihren Anstrengungen oder ihren Erfolgen niemals zufrieden. Sie arbeiten hart und leiden unter Fehlern, die sie sich selbst zuschreiben. Selbst wenn andere Fehler gemacht haben, denken sie, dass sie selbst dafür verantwortlich sind.

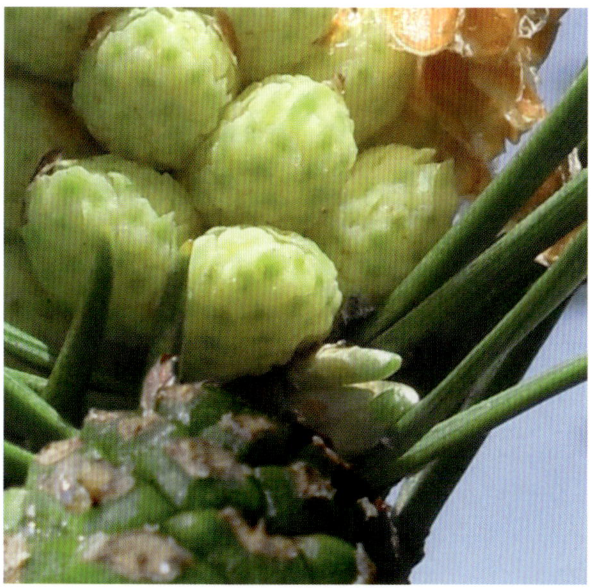

Über die Pflanze:
Die Schottische Kiefer kann bis zu 35 m hoch werden. Sie ist ein immergrüner Baum mit rotbrauner Rinde. Man findet sie in Wäldern und auf kargen sandigen Böden. Die aufrechten männlichen Blüten bilden eine Traube kleiner gelber Kugeln, die weiblichen zapfenfömige rote Blüten. Blütezeit ist im Mai.

Negativer Gemütszustand:
Pine-Charaktere leiden unter Selbstvorwürfen und unter schlechtem Gewissen. Sie leiden unter einer starken Diskrepanz zwischen ihrem Ideal und ihrer jetzigen Situation. Sogar wenn sie etwas Gutes erreicht haben, sind sie nicht mit sich zufrieden. Sie verlangen mehr von sich selbst als von anderen. Sie arbeiten meist hart und achten daher nicht so sehr auf ihre Gesundheit.

Positives Entwicklungspotential:
Pine verleiht eine klare ausgewogene Sicht für die eigene Verantwortung. Man akzeptiert eigene Fehler und verurteilt sie nicht. Man akzeptiert, dass Fortschritt im Leben immer auch mit Fehlern und Irrtümern verbunden ist. Man lernt authentischer zu werden.

Bei Kindern und Jugendlichen:
Der Sündenbock. Kinder, die glauben, dass sie sich die Liebe der Eltern verdienen müssen und die daher keine Kritik ertragen, Duckmäuser. Das Kind lebt ständig in der Angst, es anderen nicht recht zu machen. Es neigt zu unbegründeten Schuldgefühlen. Es will alles perfekt machen.
Pine hilft dem Jugendlichen, Überverantwortlichkeit abzubauen. Er akzeptiert sich und sein Tun, auch wenn es fehlerhaft ist.
Pine nimmt überforderten Eltern das Gefühl, nicht genug für ihre Kinder zu tun.

→Blütengedanke, Leitsatz, Affirmation und Bild: Seite 54

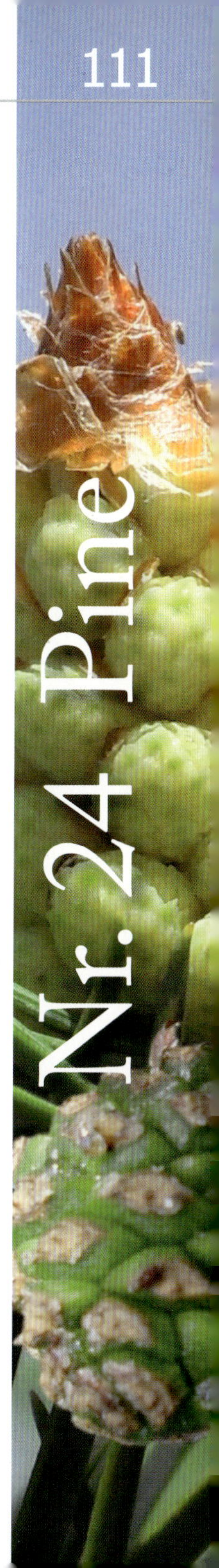

Nr. 25 Red Chestnut

Red Chestnut *Aesculus carnea Rote Kastanie*

Über die Pflanze:
Die rotblühende Kastanie kann bis zu 15 m hoch werden. Sie wächst nur sehr selten wild. Man findet sie in Parks, Baumgruppen und Alleen. Der Baum hat eine furchige Rinde, die kräftigen rosaroten Blüten bilden eine aufrechte Kerze am Ende der Zweige. Die Blütezeit ist Ende Mai bis Mitte Juni.

Negativer Gemütszustand:
Red Chestnut Charaktere sind zu sehr besorgt um das Wohl Anderer und besitzen eine zu grosse Fürsorglichkeit. Sie nehmen sich sehr zu Herzen, wenn es jemandem schlecht geht. Sie neigen dazu, sich übertrieben grosse Sorgen bei geringen Anlässen zu machen. Dadurch quälen sie sich selbst und andere.

Positives Entwicklungspotential:
Man wird zuversichtlicher und sorgt sich nicht mehr zu sehr um andere. Man lernt, andere ihren Weg gehen zu lassen. Man wird fähig zu erkennen, dass man nicht alle Probleme von anderen fernhalten kann. Und man sieht, dass es für die Entwicklung eines Menschen wichtig ist, sein Leben selbst zu meistern.

Bei Kindern und Jugendlichen:
Das Kind lebt in grosser Angst und Sorge um die Familie. Es hält eine (auch kurze) Trennung von der Familie besonders der Mutter nicht aus. Entsprechendes gilt auch für andere Bezugspersonen und Haustiere. Red Chestnut hilft Kindern und Jugendlichen, eine überstarke Bindung an die Eltern oder an andere Bezugspersonen zu reduzieren.
Umgekehrt hilft diese Essenz den Eltern, die übertrieben besorgt um ihre Kinder sind.

→ Blütengedanke, Leitsatz, Affirmation und Bild: Seite 56

Zitat von Dr. Bach:
For those who find it difficult not to be anxious for other people. Often they have ceased to worry about themselves, but for those of whom they are fond they may suffer much, frequently anticipating that some unfortunate thing may happen to them.
(The 12 Healers and other remedies, 1936)

Für diejenigen, denen es schwer fällt, sich nicht um andere zu sorgen. Oftmals haben sie auch aufgehört, an sich selbst zu denken, aber um Menschen, die ihnen sehr nahe stehen, leiden sie sehr stark und haben häufig Angst, dass ihnen etwas Schlimmes zustossen könnte.

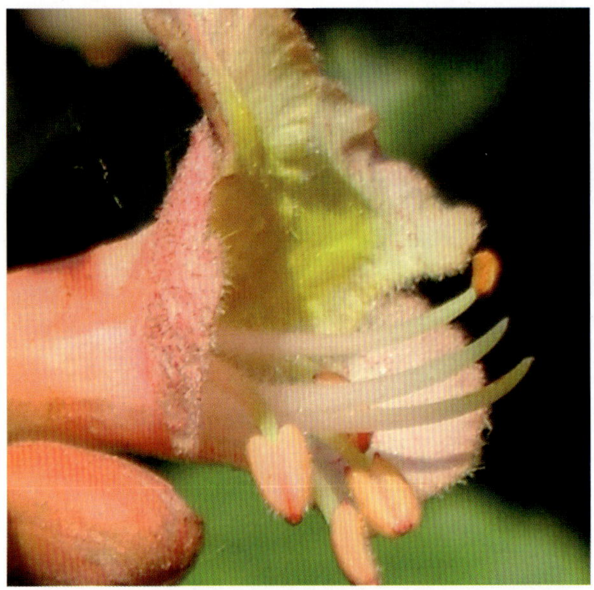

Rock Rose *Helianthemum nummularium Gelbes Sonnenröschen*

Zitat von Dr. Bach:
The rescue remedy. The remedy of emergency for cases where there even appears no hope. In accident or sudden illness, or when the patient is very frightened or terrified or if the condition is serious enough to cause great fear to those around. If the patient is not conscious the lips may be moistened with the remedy. Other remedies in addition may also be required, as, for example, if there is unconsciousness, which is a deep, sleepy state, Clematis; if there is torture, Agrimony, and so on.(The 12 Healers and other remedies, 1936)

Das Mittel ist für Notfälle und auch für Fälle, wo es sogar scheinbar aussichtslos erscheint. Bei Unfällen oder plötzlicher Erkrankung, wenn der Patient sehr grosse Angst hat oder sein Zustand so ernst ist, dass auch alle anderen Anwesenden Angst bekommen. Wenn der Patient nicht bei Bewusstsein ist, können seine Lippen mit diesem Mittel befeuchtet werden. Möglicherweise sind weitere Mittel erforderlich, Clematis wenn die Bewusstlosigkeit wie ein tiefer Schlaf scheint, Agrimony bei starken Schmerzen usw.

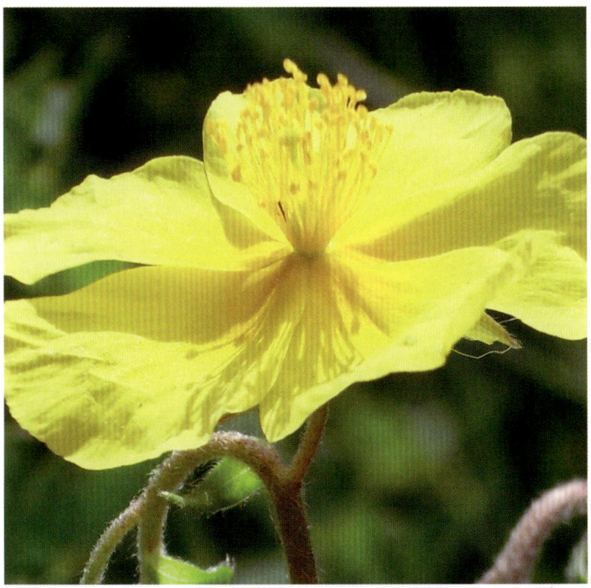

Über die Pflanze:
Das Gelbe Sonnenröschen hat strahlend gelbe, 5-blättrige Blüten, gelegentlich mit oranger Zeichnung in ihrer Mitte. Die Blätter sind behaart und auf der Unterseite flauschig. Es wächst auf Wiesen, trockenen felsigen Böden, im Gebirge und auf Kalkstein. Die Blütezeit ist von Ende Mai bis September.

Negativer Gemütszustand:
Im Rock Rose Zustand verliert man den Überblick oder die Geistesgegenwart in Stresssituationen. Man gerät in Panik und ganz plötzlich eskalieren die Angstgefühle. Das Mittel hilft, wenn das Nervensystem überbelastet ist und man durch Furcht wie von Sinnen ist, nichts mehr sagen, sehen oder hören kann, das Herz vor Schrecken stehen bleibt und wenn sich panische Angst einstellt.

Positives Entwicklungspotential:
Das Mittel verhilft einem wieder in Balance zu kommen. Man wird ruhig, gelassen und geistesgegenwärtig. Man bekommt einen klarer Überblick über die Situation und entwickelt Mut und Standhaftigkeit, um die Situation zu meistern. Man wird befähigt, in Ausnahmesituationen über sich hinauszuwachsen.

Bei Kindern und Jugendlichen:
Albträume, Panikattacken, von Angst beherrscht. Das Kind neigt dazu, sich panisch und schutzsuchend an die Eltern zu klammern. Es weint, zittert, schreit laut oder wirkt wie versteinert. Es rennt in eine sichere Ecke und hält sich Augen und Ohren zu.
Rock Rose hilft dem Heranwachsenden, panische Angst zu überwinden bzw. nicht entstehen zu lassen. Die Essenz wirkt beruhigend. Angebracht auch in akuten Situationen zur Linderung der Angst.

→Blütengedanke, Leitsatz, Affirmation und Bild: Seite 58

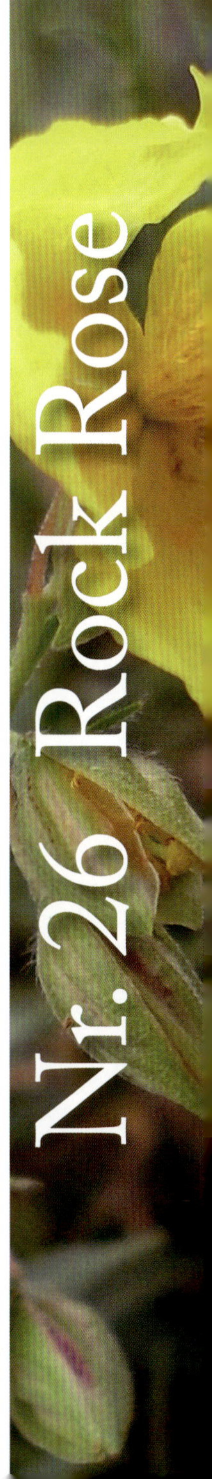

Rock Water *Aqua Quellwasser*

Schon seit langer Zeit ist bekannt, dass bestimmte Quellen Heilkräfte besitzen. Für dieses Mittel wird Wasser aus Quellen verwendet, die in ihrem natürlichen Zustand belassen sind. Das Wasser entspringt aus einer reinen, unberührten Felsenquelle und ist mit der Energie der Sonne aufgeladen.
Das reine Quellwasser erhält seine Kraft aus dem Ort seines Ursprungs.

Negativer Gemütszustand:
Rock Water Charaktere haben meist übertrieben starre und verfestigte Ansichten. Sie versuchen in Übereinstimmung mit ihren Idealen zu leben. Sie sind sehr hart und streng zu sich selbst und anderen. Ihr Leben verläuft sehr selbstdiszipliniert und selbstbeherrscht, sie gönnen sich nur wenig Freude. Es ist schwer für sie, sich auf Veränderungen des Lebens einzustellen.

Positives Entwicklungspotential:
Man wird wieder natürlich und authentischer. Man lernt, seine Gefühle zu akzeptieren. Rock Water hilft einem bei der Befreiung von Dogmatismus, Starrheit und Verhärtung. Man entwickelt Lockerheit, Offenheit, innere Freiheit und geistige Beweglichkeit. Man reflektiert seine Grundsätze und offen für Neues.

Bei Kindern und Jugendlichen:
Stur wie ein Panzer. Streber, der sich selbst viel versagt. Das Kind will alles überperfekt machen und neigt zur Unzufriedenheit mit den eigenen Leistungen. Der Jugendliche ist sehr ehrgeizig und zeigt ein starres überzuverlässiges und überpflichtbewusstes Verhalten. Rock Water hilft dem Heranwachsenden, innere Starre zu überwinden. Sorgfalt und Ehrgeiz werden normalisiert.

→ Blütengedanke, Leitsatz, Affirmation und Bild: Seite 60

Zitat von Dr. Bach:
Those who are very strict in their way of living; they deny themselves many of the joys and pleasures of life because they consider it might interfere with their work. They are hard masters to themselves. They wish to be well and strong and active, and will do anything which they believe will keep them so. They hope to be examples which will appeal to others who may then follow their ideas and be better as a result.
(The 12 Healers and other remedies, 1936)

Für diejenigen, die in ihrer Lebenseinstellung sehr strikt sind. Sie versagen sich selbst viel von der Freude und den Vergnügungen des Lebens, weil sie meinen, diese wären ihnen nur im Weg. Sie sind sehr hart zu sich selbst. Sie wollen gesund, stark und aktiv sein und tun alles dafür, dies auch zu bleiben. So hoffen sie, ein Vorbild für andere Menschen sein zu können, die dann ihrem Beispiel folgen und auf diese Weise bessere Menschen werden.

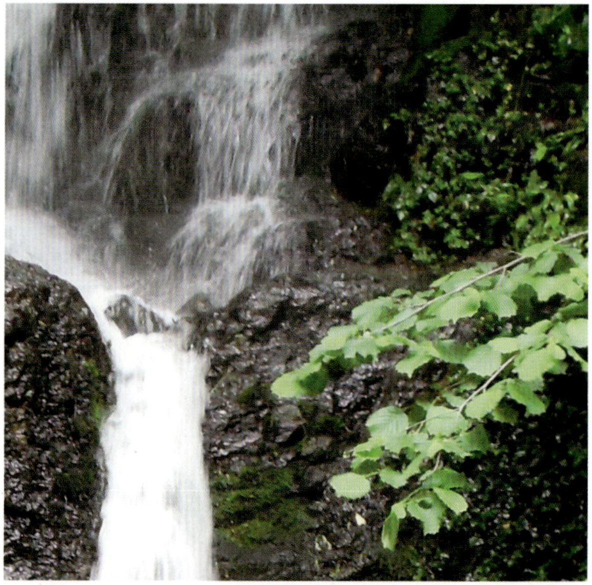

Scleranthus *Scleranthus annuus Einjähriger Knäuel*

Zitat von Dr. Bach:
Those who suffer much from being unable to decide between two things, first one seeming right then the other. They are usually quiet people, and bear their difficulty alone, as they are not inclined to discuss it with others. Those who have not sufficient confidence in themselves to make their own decisions. They constantly seek advice from others, and are often misguided.
(The 12 Healers and other remedies, 1936)

Für diejenigen, die darunter leiden, sich nicht zwischen zwei Dingen entscheiden zu können, weil abwechselnd das eine oder das andere ihnen richtig erscheint. Es sind im Allgemeinen ruhige Menschen, die ihre Probleme für sich behalten, da sie nicht gerne mit anderen darüber sprechen.Für diejenigen, welche nicht genug Selbtvertrauen haben ihre einge Entscheidung zu treffen. Sie ersuchen ständig Rat von anderen und sind oft fehlgeleitet.

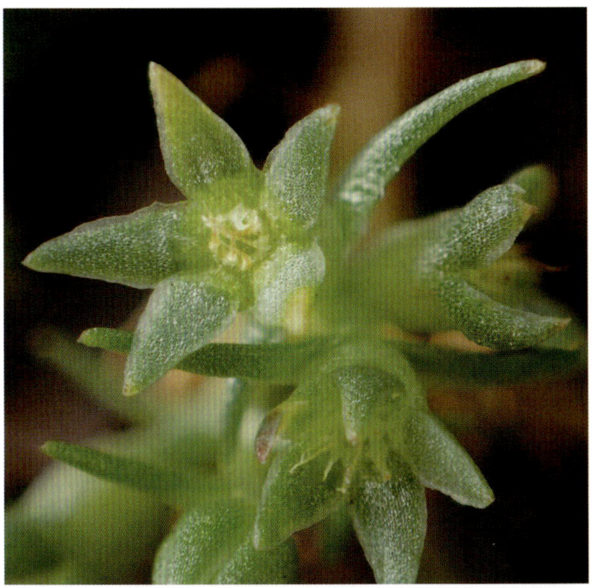

Über die Pflanze:
Der einjährige Knäuel gehört zur Familie der Nelkengewächse. Er wird zwischen 5 und 20 cm hoch und ist einjährig. Er wächst dicht am Boden mit zahlreichen verzweigten Stielen. Die winzigen Blüten sind hellgrün. Man findet Scleranthus vorzugsweise neben Ackerflächen an mageren sandigen Wegen. Blütezeit ist von Mai bis September.

Negativer Gemütszustand:
Scleranthus-Charaktere sind oft starken Meinungs- und Stimmungsschwankungen unterworfen. Da sie so viele Interessen für verschiedene Dinge und Möglichkeiten haben, fällt es ihnen sehr schwer, sich auf eine Sache ausschliesslich zu konzentrieren. Wenn sie überlegen, was sie wirklich wollen, kommen sie nie zu einem Entschluss. Sie beschäftigen sich mit zu vielen Dingen gleichzeitig und finden daher keine klare Linie.

Positives Entwicklungspotential:
Man wird innerlich ausgeglichen und fixierter. Man kann Entscheidungen treffen. Scleranthus gibt einem eine gewisse geistige Klarheit und fördert die Konzentrationsfähigkeit und Gelassenheit. Man wird geradliniger, beständiger und entschlossener.

Bei Kindern und Jugendlichen:
Entscheidungsschwierigkeiten bei alltäglichen banalen Dingen, Schulprobleme durch Schusseligkeit, Unkonzentriertheit, Unzuverlässigkeit. Das Kind bzw. der Jugendliche erscheint labil, ist launisch und unausgeglichen. Kann sich nicht entscheiden und ist wankelmütig. Neigt allgemein zu Konzentrationsschwierigkeiten.
Scleranthus hilft, eine Richtung beizubehalten und konzentriert bei der Sache zu bleiben.

→Blütengedanke, Leitsatz, Affirmation und Bild: Seite 62

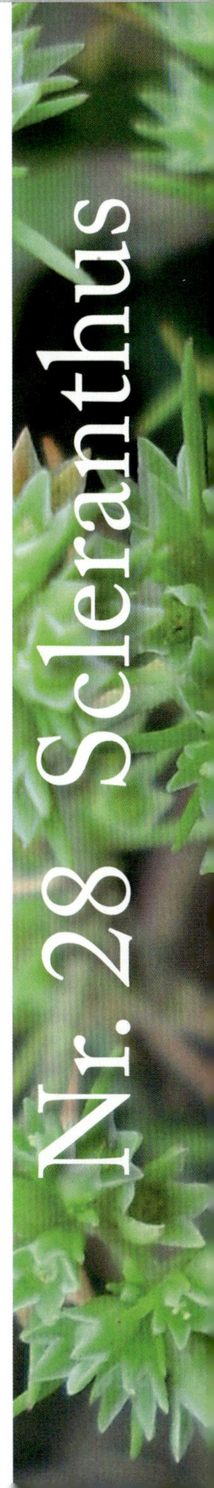

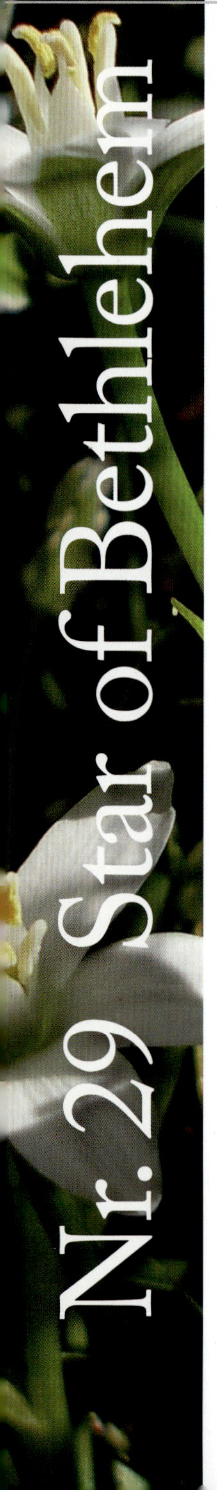

Star of Bethlehem *Ornithogalum umbellatum Doldiger Milchstern*

Über die Pflanze:
Der bis 25 cm grosse Doldige Milchstern gehört zur Familie der Liliengewächse. Hauptvorkommen sind offenes Grasland, Wegränder, seltener unter Bäumen. Die schlanken dunkelgrünen Blätter laufen spitz zu, mit einer weissen Linie in der Mitte. Die kleinen 6-blättrigen Blüten sind leuchtend weiss. Blütezeit ist April bis Juni.

Negativer Gemütszustand:
Der Star of Bethlehem Zustand ist dadurch gekennzeichnet, dass man sich von allem, mit dem man nicht konfrontiert werden möchte, zurückzieht. Es kommt zu einem inneren Stau von nicht Verarbeitetem, oft mit der Folge von Alpträumen. Ein Gesundungsprozess wird durch unerklärliche Gründe blockiert. Scheinbar unüberwindbarer Schock oder traumatische Erlebnisse, die auch schon lange unverarbeitet zurückliegen können.

Positives Entwicklungspotential:
Der Seelentröster. Man findet sein Zentrum und seine normale Lebenslage und wird innerlich stabil. Schlimme Situationen oder Erschütterungen werden verarbeitet. Alpträume verschwinden. Man entwickelt Zielstrebigkeit, Kraft und Standfestigkeit. Auf geistiger und emotionaler Ebene stellt sich Klarheit ein.

Bei Kindern und Jugendlichen:
Hilft Neugeborenen, den Geburtsschock zu überwinden (mit Walnut). Bei Trauer allgemein, in traumatischen Situationen oder bei deren Auswirkungen. Wenn kaum zu bewältigende Enttäuschungen erlebt wurden. Das Kind wirkt anhaltend über einen längeren Zeitraum traurig und ist schwer zu trösten. Es ist nicht lebensfroh und verweigert das Essen.
Star of Bethlehem hilft Jugendlichen, psychische Blockaden zu lösen. Mit Lösen der Blockaden bessern sich die übrigen Störungen.

→Blütengedanke, Leitsatz, Affirmation und Bild: Seite 64

Zitat von Dr. Bach:
For those in great distress under conditions which for a time produce great unhappiness. The shock of serious news, the loss of some one dear, the fright following an accident, and such like. For those who for a time refuse to be consoled this remedy brings comfort.
(The 12 Healers and other remedies, 1936)

Für jene, die Kummer haben und sich in einer Situation befinden, die sie sehr unglücklich macht. So hilft es bei Schockzuständen, die durch schlechte Nachrichten, den Verlust von einem geliebten Menschen, den Schrecken nach einem Unfall und ähnliches entstehen. Aber auch all denen, die sich eine Zeit lang nicht trösten lassen wollen, spendet dieses Mittel Trost.

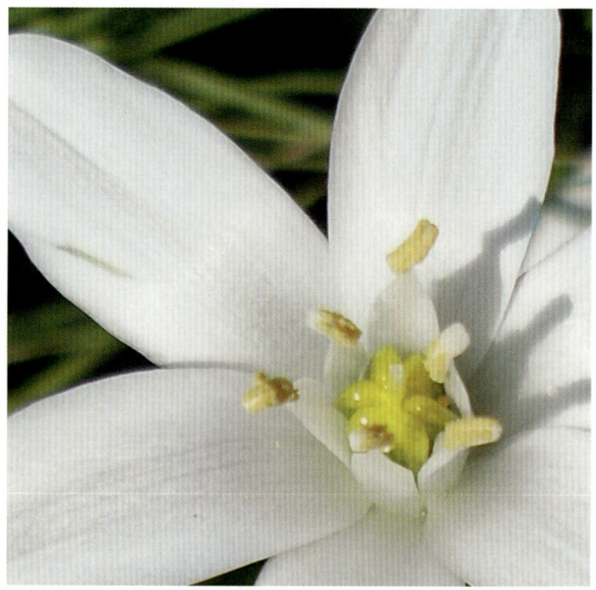

Sweet Chestnut *Castanea sativa Edelkastanie*

Zitat von Dr. Bach:
For those moments which happen to some people when the anguish is so great as to seem to be unbearable. When the mind or body feels as if it had borne to the uttermost limit of its endurance, and that now it must give way. When it seems there is nothing but destruction and annihilation left to face.
(The 12 Healers and other remedies, 1936)

Für Situationen, in denen die Verzweiflung eines Menschen so gross ist, dass sie unerträglich erscheint. Wenn man sich körperlich oder geistig so fühlt, als ob man die Grenzen seiner Kraft erreicht hätte und nun zusammenbrechen wird. Wenn es so scheint, als ob der einzige Ausweg nur noch in Zerstörung und Vernichtung bestehen könnte.

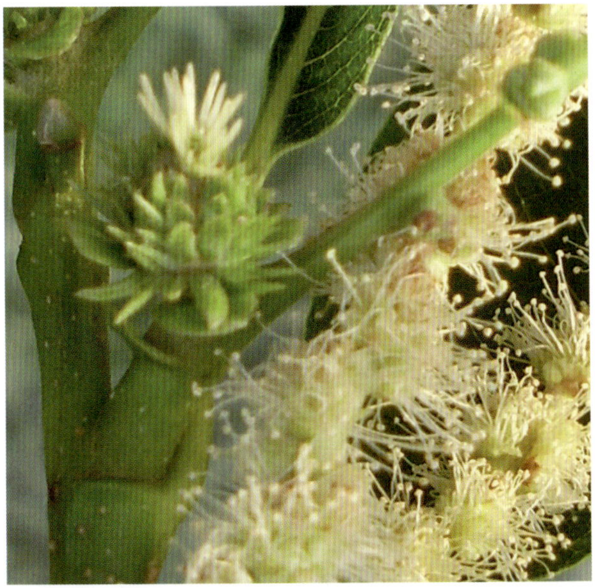

Über die Pflanze:
Die bis zu 30 m hohe Edelkastanie gehört zur Familie der Buchengewächse. Sie bevorzugt helle Standorte wie offene Wälder und wächst auf verschiedenen Böden. Die langen Blätter sind dunkelgrün und fingerförmig. Die männlichen bis 30 cm langen Blüten sind kätzchenartig und duften süsslich. Die weiblichen Blüten sind etwa 8mm gross. Beide wachsen am selben Baum. Die Blütezeit ist Juli bis August.

Negativer Gemütszustand:
Die Verzweiflung im Sweet Chestnut Zustand ist noch tiefergehender als die im Gorse-Zustand. Nach aussen ist kaum erkennbar, welch innere Verzweiflung herrscht. Man empfindet grossen inneren Schmerz, Verzweiflung und Hoffnungslosigkeit. Man fühlt eine innere Leere, in der jede Hoffnung verschwunden zu sein scheint. So denkt man, dass einem nichts mehr helfen könnte.

Positives Entwicklungspotential:
Man empfindet wieder Hoffnung und wird zuversichtlich. Man erkennt einen Sinn hinter seinem Leiden. Durch diese tiefe Erkenntnis wird man fähig, das Leben wieder positiv und optimistisch zu betrachten. Man erhält die Möglichkeit zu einer entscheidenden Wandlung im Leben und findet einen Weg aus der scheinbar ausweglosen Situation.

Bei Kindern und Jugendlichen:
Akute Phase tiefster Verzweiflung. Bei Misshandlung und Vernachlässigung. Das Kind weint viel und zeigt ein abweisendes Verhalten in totaler Verzweiflung. Es verhält sich stumm und bockig.
Sweet Chestnut kann bewirken, dass Jugendliche in scheinbar hoffnungslosen Situationen wieder Hoffnung schöpfen. 'Alles wird wieder gut.'

→ Blütengedanke, Leitsatz, Affirmation und Bild: Seite 66

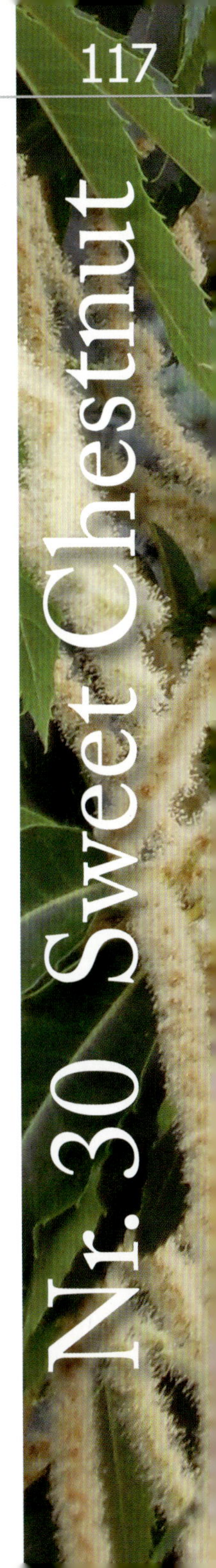

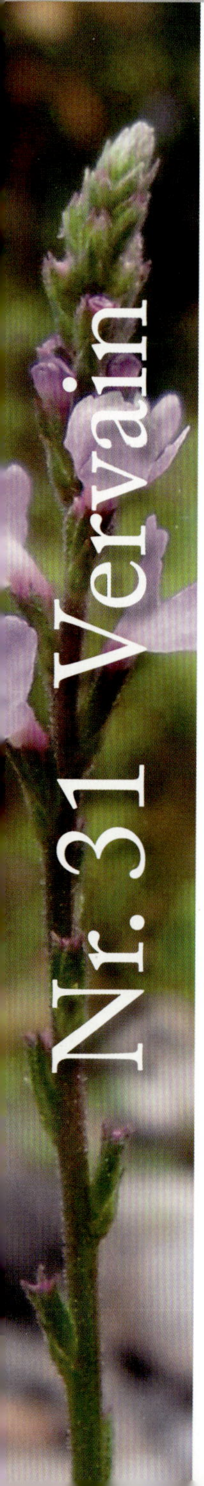

Vervain *Verbena officinalis Eisenkraut*

Über die Pflanze:
Das Eisenkraut kann bis zu 1 m hoch werden. Es ist robust, die Blätter und Stiele sind behaart. Vervain wächst bevorzugt auf kargen trockenen Böden. Man findet es an Hecken, Wegrändern und auf Weiden. Die etwa 2mm grossen Blüten sind zart, malvenfarbig bis rosa. Die Blütezeit ist von Juni bis September.

Negativer Gemütszustand:
Vervain-Charaktere wollen andere unbedingt an ihren Ideen oder Zielen teilhaben lassen, auch wenn diese es gar nicht möchten. Sie neigen zur Intoleranz, weil sie glauben, dass ihre Erkenntnisse allgemeine Gültigkeit haben. Sie werden oft als aufdringlich, fanatisch oder intolerant empfunden. Sie sind angespannt und reagieren gereizt, wenn sie nicht so vorankommen, wie sie es sich vorgenommen haben. Sie zwingen sich selbst weiterzumachen, obwohl ihre Kraft erschöpft ist.

Positives Entwicklungspotential:
Man wird flexibler, ruhiger, geduldiger, diskreter, toleranter und verständnisvoller. Man lernt die Einstellung anderer Menschen zu respektieren und erkennt, dass Druck nur Gegendruck erzeugt.

Bei Kindern und Jugendlichen:
Hyperaktive und überdrehte Kinder, die kein Ende finden wollen. Kleine Fanatiker. Das Kind begeistert sich sehr leicht für etwas und steigert sich überstark darin hinein. Es neigt dazu, überschwänglich zu reagieren. Es will abends nicht zu Bett.
Vervain hilft Kindern und Heranwachsenden mit der Begeisterung besser umzugehen und diese nicht in Fanatismus oder Überbegeisterung abgleiten zu lassen.

→Blütengedanke, Leitsatz, Affirmation und Bild: Seite 68

Zitat von Dr. Bach:
Those with fixed principles and ideas, which they are confident are right, and which they very rarely change. They have a great wish to convert all around them to their own views of life. They are strong of will and have much courage when they are convinced of those things that they wish to teach. In illness they struggle on long after many would have given up their duties.
(The 12 Healers and other remedies, 1936)

Für jene, die fixe Ideen und Prinzipien haben, die sie für richtig halten und von denen sie nur selten abweichen. Sie haben das starke Bedürfnis, ihre Mitmenschen zu ihren eigenen Lebenseinstellungen zu bekehren. Sie sind willensstark und mutig, wenn sie von den Dingen überzeugt sind, die sie anderen vermitteln wollen. Sie arbeiten auch weiter, wenn sie krank sind und andere längst ihre Verpflichtungen aufgegeben hätten.

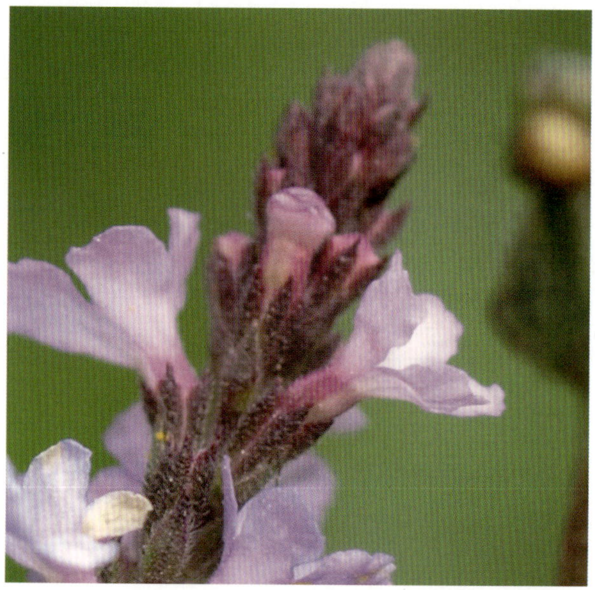

Vine *Vitis vinifera Weinrebe*

Zitat von Dr. Bach:

Very capable people, certain of their own ability, confident of success. Being so assured, they think that it would be for the benefit of others if they could be persuaded to do things as they themselves do, or as they are certain is right. Even in illness they will direct their attendants. They may be of great value in emergency.

(The 12 Healers and other remedies, 1936)

Für selbstsichere, befähigte Menschen, die auf ihren Erfolg vertrauen und der Ansicht sind, es müsste auch anderen zum Vorteil sein, wenn diese alles so tun würden, wie sie es selbst praktizieren, denn sie sind sicher, dass es nur so richtig ist. Sie schulmeistern ihre Umgebung sogar dann noch, wenn sie krank sind. In Notsituationen sind sie in der Lage, ausserordentliche Leistungen zu leisten.

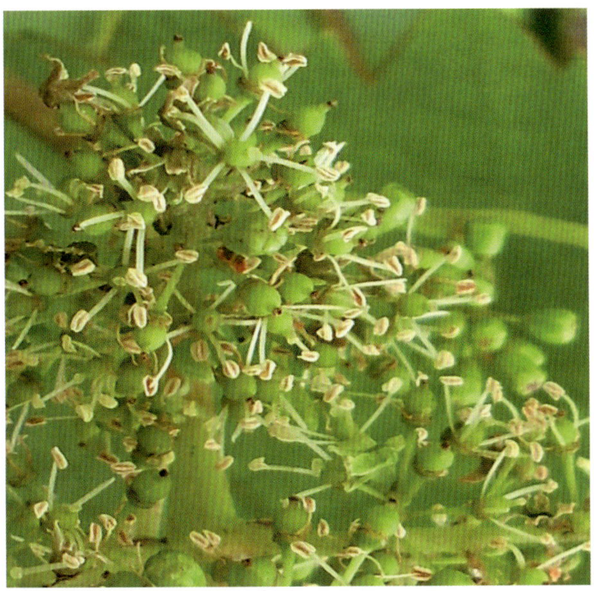

Über die Pflanze:

Die Weinrebe ist ein mit Sprossranken kletternder Strauch. Die kleinen, intensiv duftenden grünen Blüten wachsen in Traubenform. Im Wildzustand jedoch können die Stiele eine Länge von bis zu 15 m ereichen. Die Blütezeit ist von Ende Mai bis Juli.

Negativer Gemütszustand:

Vine-Charaktere fühlen sich immer im Recht, sind dominant und versuchen andere zu beherrschen. Sie sind dabei schonungslos, kompromisslos und despotisch. Alles soll nach ihren Vorstellungen geschehen. Sie lassen kaum Raum für andere Ideen, Meinungen und Lebensweisen. Sie hassen Widersprüche, Fehler oder Unordnung.

Positives Entwicklungspotential:

Man gesteht anderen Selbstständigkeit zu, wird aufgeschlossener und verständnisvoller. Man wird toleranter und nimmt auf die Wünsche und Gefühle anderer Rücksicht. Man respektiert andere Lebensauffassungen und kann sich in eine Gemeinschaft einfügen, ohne sie beherrschen zu wollen. Man setzt sein Führungstalent und Verantwortungsgefühl im Dienst der Menschheit ein.

Bei Kindern und Jugendlichen:

Der kleine Tyrann. Ausgeprägter Widerspruchsgeist, Trotzphase, schwierige Pubertät. Das Kind oder der Jugendliche dulden keinen Widerspruch, wollen ihren Willen immer durchsetzen. Sie sind rechthaberisch. Sie können sich schlecht unterordnen und beanspruchen die Führungsposition. Häufig schauen sich diese Kinder ihr dominantes Verhalten von den Eltern, die ihnen den Vine-Charakter vorleben, ab.

→Blütengedanke, Leitsatz, Affirmation und Bild: Seite 70

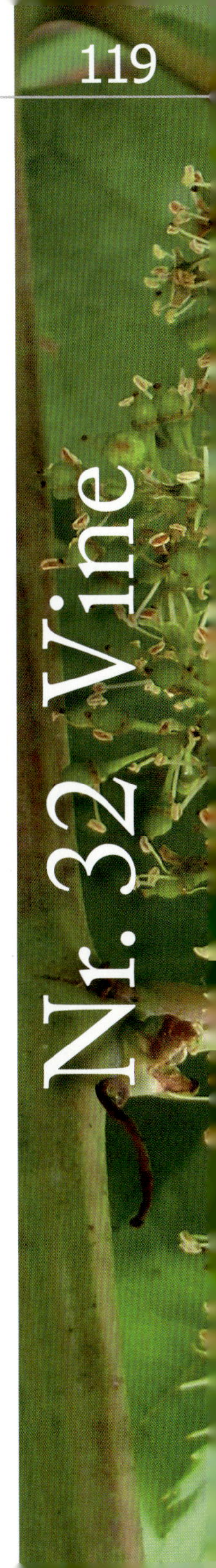

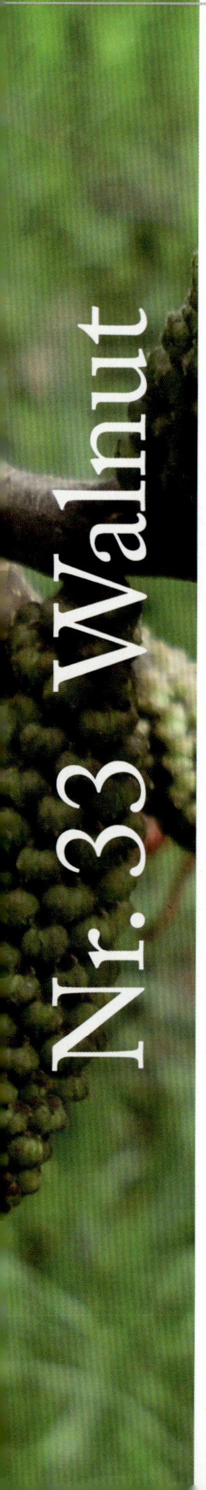

Walnut *Juglans regia Walnuss*

Über die Pflanze:
Der bis zu 30 m hoch werdende Walnussbaum gehört zur Famile der Walnussgewächse. Die Rinde ist glatt, bei älteren Bäumen gefurcht. Die männlichen Blütenkätzchen sind gelblichgrün und hängen herab. Die kleinen weiblichen Blüten sind grün und flaschenförmig. Beide wachsen am selben Baum. Die Blütezeit ist von April bis Ende Mai.

Negativer Gemütszustand:
Walnut-Charaktere neigen dazu, sich in Umbruchphasen nicht von alten Gewohnheiten zu lösen, da sie sich von anderen, äusseren Normen oder Traditionen zu stark beeinflussen lassen. Der Walnut-Zustand tritt meist nur vorübergehend auf. Beispile sind: Pubertät, Klimakterium, Schwangerschaft, Geburt, Heirat, Scheidung, Verlassen des Elternhauses, Auswanderung oder Berufswechsel.

Positives Entwicklungspotential:
Man lässt sich nicht von Konventionen und Meinungen anderer beeinflussen. Man bleibt sich selbst treu. Man geht zielgerichtet seinen eigenen Weg. Man zögert nicht, sich von alten Gewohnheiten zu trennen und öffnet sich gegenüber Neuem. Walnut stärkt die Persönlichkeit und ermöglicht die eigene Entwicklung.

Bei Kindern und Jugendlichen:
Bei Neugeborenen zusammen mit Star of Bethlehem gegen den Geburtsschock. Als Hilfe beim Abstillen. Wenn die ersten Zähne kommen. Bei Jugendlichen, die Schritte zur eigenen Selbstständigkeit tun. Für Mädchen, bei denen die Menstruation einsetzt. Günstig bei Akne. Günstig in allen Umbruchphasen wie z.B. Pubertät, Kindergarten, Schulanfang, Schulwechsel, Umzug.

→ Blütengedanke, Leitsatz, Affirmation und Bild: Seite 72

Zitat von Dr. Bach:
For those who have definite ideals and ambitions in life and are fulfilling them, but on rare occasions are tempted to be led away from their own ideas, aims and work by the enthusiasm, convictions or strong opinions of others. The remedy gives constancy and protection from outside influences.
(The 12 Healers and other remedies, 1936)

Für jene, die bestimmte Ideale und feste Ziele im Leben haben und diese verfolgen, aber bisweilen durch den Enthusiasmus, die Überzeugungen oder festen Meinungen anderer verleitet werden, sich von ihren eigenen Ideen und Zielen abbringen zu lassen. Dieses Mittel verleiht Standhaftigkeit und Schutz vor äusseren Einflüssen.

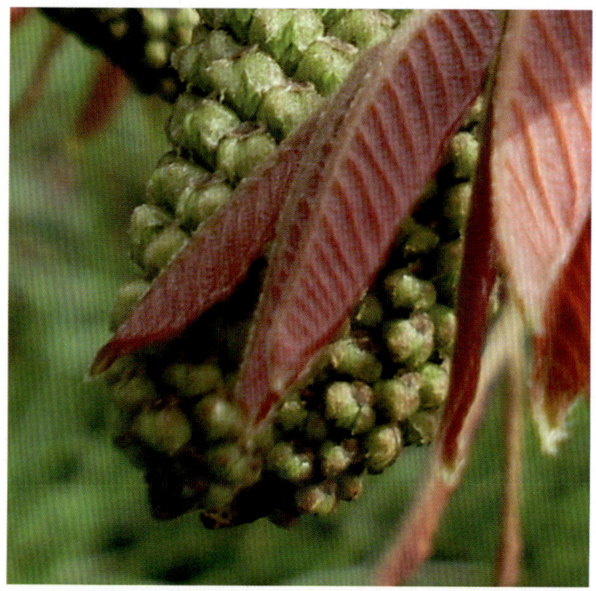

Water Violet *Hottonia palustris Sumpfwasserfeder*

Zitat von Dr. Bach:

For those who in health or illness like to be alone. Very quiet people, who move about without noise, speak little, and then gently. Very independent, capable and self-reliant. Almost free of the opinions of others. They are aloof, leave people alone and go their own way. Often clever and talented. Their peace and calmness is a blessing to those around them.
(The 12 Healers and other remedies, 1936)

Für jene, die, ob sie nun gesund oder krank sind, gerne allein sind. Es sind stille Menschen, die sich lautlos bewegen, wenig reden und alles in ruhigem Ton sagen. Sie sind sehr eigenständig, begabt und selbstsicher und kümmern sich kaum um die Meinung anderer. Sie wahren Distanz, lassen anderen Menschen ihre Ruhe und gehen ihre eigenen Wege. Oftmals sind sie klug und talentiert. Ihr innerer Frieden und ihre Ruhe sind ein Segen für ihre Mitmenschen.

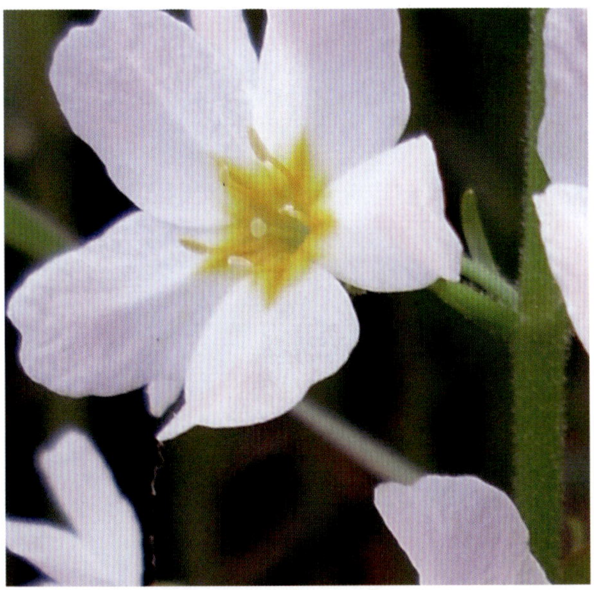

Über die Pflanze:

Die Wasserfeder gehört zu der Familie der Primeln. Die Stängel mit den Blüten stehen aufrecht aus dem Wasser und die gefiederten Blätter wachsen unterhalb der Wasseroberfläche. Sie gedeiht in stehenden, sumpfigen oder langsam fliessenden Gewässern. Die 5-blättrigen Blüten sind blassrosa mit einem gelben Zentrum. Die Blütezeit ist von Mai bis Juni.

Negativer Gemütszustand:

Water Violet Charaktere sind zu reserviert und eigenbrötlerisch. Sie erscheinen unnahbar, überheblich oder abweisend. Ihnen fällt es schwer, sich zu entspannen. Sie können ihre Gefühle nur schwer zeigen. Es fällt ihnen schwer, auf andere Menschen offen zuzugehen und ihnen zu vertrauen. Sie sind wortkarg und verschlossen. Manchmal werden sie extreme Aussenseiter, übertriebene Einzelgänger oder Einsiedler.

Positives Entwicklungspotential:

Man wird aufgeschlossener und kann besser auf andere zugehen. Man sondert sich nicht ab und wird kontaktfreudig. In schwierigen Situationen kann man beherrscht und ruhig reagieren. Man wird zum sympathischen Ratgeber. Man ist unabhängig und hat Selbstvertrauen ohne Arroganz. Man wird liebenswürdig, freundlich, sanft und ausgeglichen.

Bei Kindern und Jugendlichen:

Altkluge. Streber, die von anderen Kindern für hochmütig gehalten werden. Einzelgänger. Das Kind hält sich abseits von anderen. Es spielt oft alleine und macht am liebsten alles selbst. Es erscheint sehr ruhig und still und erscheint nach Aussen hin oft arrogant. Bei Jugendlichen, die angeben und prahlen.

Water Violet fördert die Kontaktfreudigkeit, macht aufgeschlossener. Die selbstgewählte Isolation wird überwunden.

→Blütengedanke, Leitsatz, Affirmation und Bild: Seite 74

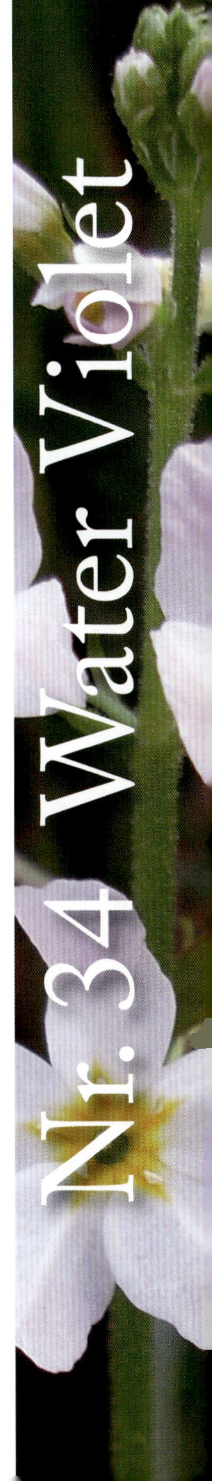

White Chestnut *Aesculus hippocastanum Rosskastanie*

Über die Pflanze:
Die Rosskastanie kann bis zu 30 m hoch werden. Sie braucht viel Licht und Raum und wächst auf fast allen Böden. Sie hat einen kräftigen Stamm. Die Blätter sind fingerförmig. Die Blüten wachsen in einer Kerzenform. Sie sind weiss mit einem gelben, rosa oder roten Mittelpunkt. Blüte ist Mai bis Juni.

Negativer Gemütszustand:
White Chestnut Charaktere werden immer wieder von Sorgen, Probleme oder Befürchtungen geplagt, von denen sie sich nicht lösen können. Diese Gedanken kreisen immer wieder um das gleiche Thema, ohne dass sie eine Lösung finden. Sie können sich nicht entspannen. Oft sind Müdigkeit, Konzentrationsschwäche, Kopfschmerzen und Schlafstörungen die Folge.

Positives Entwicklungspotential:
Man erhält wieder Ruhe und Klarheit im Denken. Man wird fähig, den Geist wieder zu beruhigen und mit Problemen konstruktiv umzugehen. Man kann sich konzentrieren, ohne von störenden Gedanken abgelenkt zu werden.

Bei Kindern und Jugendlichen:
Die Gedanken des Kindes beschäftigen sich ständig nur mit einem Thema. Es kommt nicht zur Ruhe und kann sich schlecht konzentrieren. Häufig verbunden mit Einschlafstörungen.
White Chestnut hilft dem Kind und dem Jugendlichen, die kreisenden Gedanken abzustellen und Ausgeglichenheit, Ruhe und Konzentration zu entwickeln.

Zitat von Dr. Bach:
For those who cannot prevent thoughts, ideas, arguments which they do not desire from entering their minds. Usually at such times when the interest of the moment is not strong enough to keep the mind full. Thoughts which worry and will remain, or if for a time thrown out, will return. They seem to circle round and round and cause mental torture. The presence of such unpleasant thoughts drives out peace and interferes with being able to think only of the work or pleasure of the day. (The 12 Healers and other remedies, 1936)

Für jene, die nicht verhindern können, dass unerwünschte Gedanken, Ideen und Argumente in ihr Bewusstsein dringen. Gewöhnlich ist dies dann der Fall, wenn das Interesse an der augenblicklichen Situation nicht stark genug ist, um ihre volle Aufmerksamkeit zu gewinnen. Sie werden ständig von sorgenvollen Gedanken gequält, die nicht mehr verschwinden, selbst wenn sie es für eine Weile geschafft haben, kehren sie nach einiger Zeit wieder zurück. Die Gedanken kreisen unaufhörlich in ihrem Geist und entwickeln sich zu einer Qual. Die Gegenwart dieser unangenehmen Gedanken stört den inneren Frieden und verhindert, dass sie sich auf die Arbeit oder die Freude des Tages konzentrieren können.

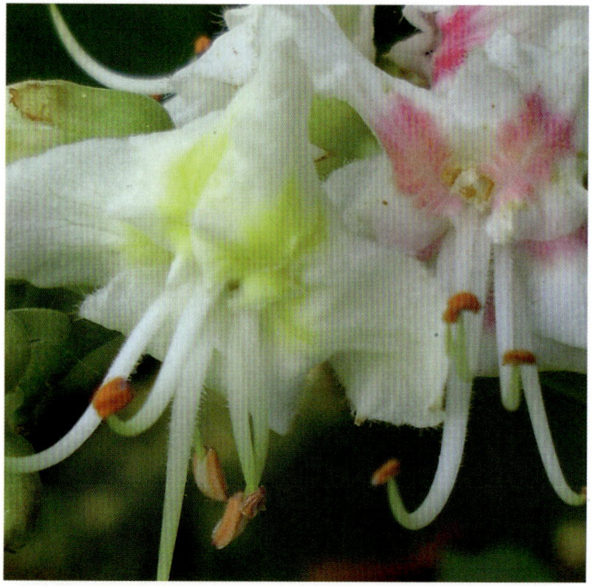

→ Blütengedanke, Leitsatz, Affirmation und Bild: Seite 76

Wild Oat *Bromus ramosus Waldtrespe, Wildhafer*

Zitat von Dr. Bach:
Those who have ambitions to do something of prominence in life, who wish to have much experience, and to enjoy all that which is possible for them, to take life to the full. Their difficulty is to determine what occupation to follow; as although their ambitions are strong, they have no calling which appeals to them above all others. This may cause delay and dissatisfaction.
(The 12 Healers and other remedies, 1936)

Für jene, die den Ehrgeiz haben, in ihrem Leben etwas Besonderes zu leisten, die viele Erfahrungen sammeln und alles geniessen möchten, was das Leben ihnen zu bieten hat. Sie wollen sich des Lebens in vollen Zügen erfreuen. Ihre Schwierigkeit liegt darin, dass sie sich nicht entscheiden können, welcher Beschäftigung sie nachgehen sollen. Denn obwohl ihr Ehrgeiz sehr gross ist, können sie nicht sagen, zu welcher Aufgabe sie sich berufen fühlen. Dies kann zur Folge haben, dass sie die Dinge hinausschieben und unzufrieden werden.

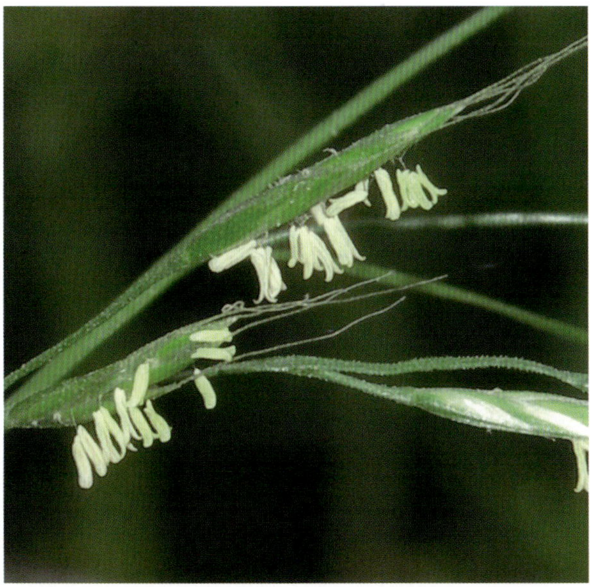

Über die Pflanze:
Der wilde Hafer wird zwischen 60 und 150 cm hoch. Die Pflanze wächst an Heckenrändern oder am Waldrand. Die schmalen, leicht behaarten Blätter umhüllen den langen Halm. Die Blütenrispen hängen locker herab. Blütezeit ist Juli bis August.

Negativer Gemütszustand:
Wild Oat Charaktere lassen sich ziellos treiben. Sie haben unklare Vorstellung von ihrem Lebensweg. Wenn sie Ziele erkennen, können sie sich nicht zwischen mehreren Möglichkeiten entscheiden. Sie sind innerlich zerrissen, unerfüllt und unzufrieden. Sie fangen vieles an, doch nach einer gewissen Zeit lassen sie davon ab, weil etwas anderes sie mehr begeistert.

Positives Entwicklungspotential:
Man findet sein Ziel im Leben und kann seine verschiedenen Interessen damit in Einklang bringen. Nach und nach erkennt man intuitiv, was man eigentlich möchte. Dadurch löst sich die Frustration bzw. Niedergeschlagenheit auf. Durch diese innere Ruhe und Klarheit wird man befähigt Dinge, die man begonnen hat, auch zu beenden.

Bei Kindern und Jugendlichen:
Das Kind will sich nicht festlegen. Es hat Orientierungsprobleme. Für Jugendliche, die nach Schulabschluss nicht wissen, welchen Beruf sie ergreifen möchten.
Wild Oat hilft dem Heranwachsenden, eine Entscheidung zu finden und sich auf ein Ziel festzulegen.

→Blütengedanke, Leitsatz, Affirmation und Bild: Seite 78

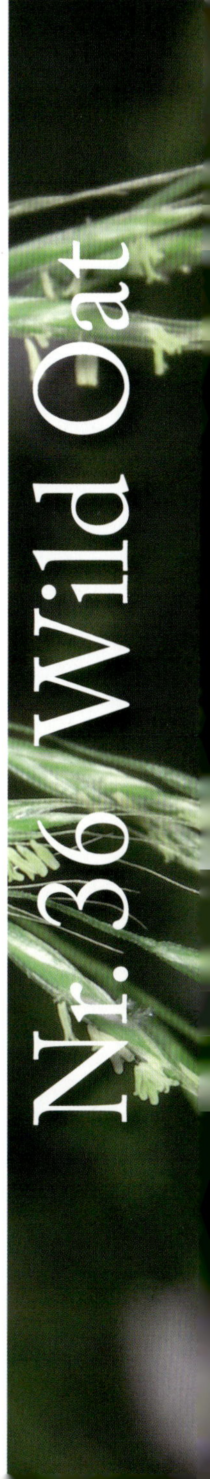

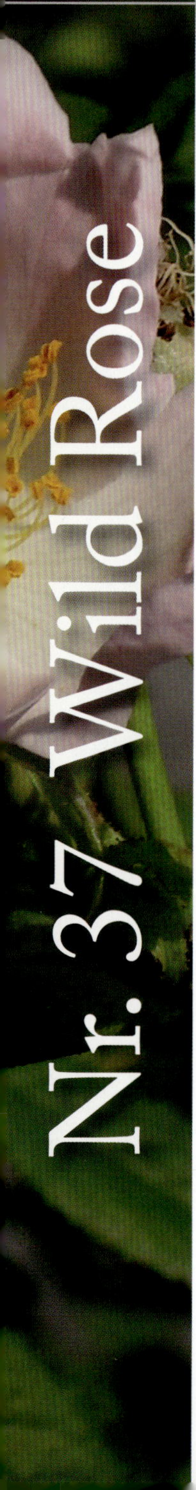

Wild Rose *Rosa canina Heckenrose, Wilde Rose*

Über die Pflanze:
Die Heckenrose ist ein winterharter Dornenstrauch mit rankenden Stielen. Sie wächst an sonnigen Hecken, Abhängen oder Waldrändern. Die süss duftenden Blüten haben 5 herzförmige Blütenblätter. Die Blütenfarbe ist weiss bis hell- oder dunkelrosa. Die Blütezeit ist im Juni und Juli.

Negativer Gemütszustand:
Wild Rose Charaktere haben resigniert, obwohl die äusseren Umstände gar nicht so hoffnungslos sind. Sie können sich nicht vorstellen, dass sich ihre Situation verändern könnte, wenn sie bereit wären, einen ersten Schritt zu machen. Sie haben sich mit ihrem Schicksal abgefunden und akzeptieren alles ohne Widerspruch. Sie sind apathisch und haben keine Eigeninitiative.

Positives Entwicklungspotential:
Man entwickelt Zuversicht, Enthusiasmus, Unternehmungslust und Freude. Man gestaltet seine Tage kreativ und ist fähig, selbst der Routine noch gute Seiten abzugewinnen. Man lernt Schicksalsschläge als Hinweise zu sehen, an denen man wachsen und reifen kann.

Bei Kindern und Jugendlichen:
Das Kind erscheint still, resigniert und hat einen abweisenden Gesichtsausdruck. Es neigt zum Fatalismus und wirkt apathisch. Es sitzt häufig still vor dem Fernseher. Es hat keine rechte Lebensfreude. Für Jugendliche mit überaus grossem Schlafbedürfnis.
Wild Rose hilft, Lebensmut und Lebensfreude zu entwickeln und dadurch aktiver am Leben teilzunehmen.

→Blütengedanke, Leitsatz, Affirmation und Bild: Seite 80

Zitat von Dr. Bach:
Those who without apparently sufficient reason become resigned to all that happens, and just glide through life, take it as it is, without any effort to improve things and find some joy. They have surrendered to the struggle of life without complaint.
(The 12 Healers and other remedies, 1936)

Für jene, die scheinbar ohne vernünftigen Grund gegenüber allem, was geschieht, gleichgültig werden und sich resigniert durch das Leben treiben lassen. Sie nehmen alles so hin, wie es ist und machen keine Anstrengung, etwas zu verbessern, um wieder Freude zu finden. Sie haben sich dem Lebenskampf klaglos ergeben.

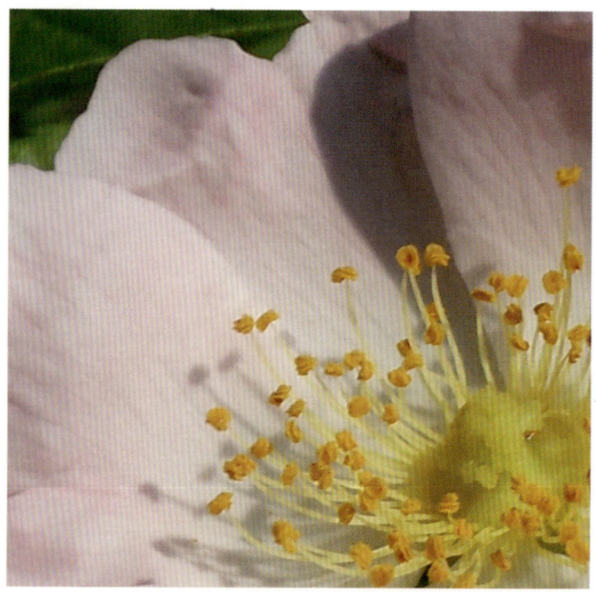

Willow *Salix vitellina Gelbe Weide*

Zitat von Dr. Bach:
For those who have suffered adversity or misfortune and find these difficult to accept, without complaint or resentment, as they judge life much by the success which it brings. They feel that they have not deserved so great a trial, that it was unjust, and they become embittered. They often take less interest and less activity in those things of life which they had previously enjoyed. (The 12 Healers and other remedies, 1936)

Für jene, die ein Missgeschick oder Unglück erlitten haben und dies schwer ohne Klagen und Verbitterung annehmen können, da sie das Leben sehr stark an ihrem Erfolg messen. Sie haben das Gefühl, so schwere Prüfungen nicht verdient zu haben. Sie meinen, es sei ihnen Unrecht widerfahren, und werden dadurch verbittert. Oftmals lässt das Interesse an den Dingen nach, die ihnen Freude gemacht haben, und sie engagieren sich weniger dafür.

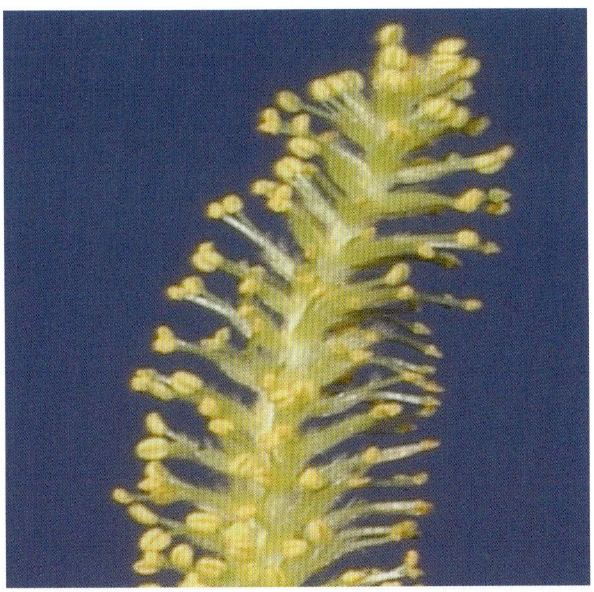

Über die Pflanze:
Die Weide kann bis zu 25 m hoch werden. Sie hat einen grobgefurchten Stamm mit elastischen Ästen. Die Rinde der Zweige leuchtet im Winter und Frühjahr auffällig gelb. Willow bevorzugt feuchte Böden und Ufer von Seen und Wasserläufen. Die Blätter sind lang und spitz zulaufend und an der Unterseite fein behaart. Die männlichen silbergrauen Weidenkätzchen und die weiblichen hellgrünen, länglichen Blüten wachsen an verschiedenen Bäumen. Die Blütezeit ist im April.

Negativer Gemütszustand:
Willow-Charaktere denken, dass sie Widrigkeiten zu Unrecht erleiden müssten. Sie geben anderen die Schuld. Sie fühlen sich für ihre Umstände nicht verantwortlich und glauben, dass sie etwas Besseres verdient hätten. Sie sehen sich als unschuldiges Opfer. Wenn sie sich falsch behandelt fühlen, reagieren sie beleidigt, enttäuscht oder verbittert und können sogar Rachegefühle hegen. Sie neigen dazu, an allem herumzunörgeln und verderben so oft die Laune ihrer Mitmenschen.

Positives Entwicklungspotential:
Man erkennt, dass man für die eigenen Erlebnisse und Umstände mitverantwortlich ist. Man entwickelt wieder eine positive Einstellung zum Leben. Unglückliche Situationen nimmt man nun zum Anlass, über seine eigenen Schwächen und Fehler nachzudenken und diese zu korrigieren.

Bei Kindern und Jugendlichen:
Beklagen sich ständig über andere Kinder. Glauben, dass sie selbst immer zu kurz kommen und das Opfer anderer sind. Sie sind nachtragend und verbittert. Sie nörgeln ständig und verderben anderen den Spass. Bei Jugendlichen mit aufsässigem Verhalten.

→ Blütengedanke, Leitsatz, Affirmation und Bild: Seite 82

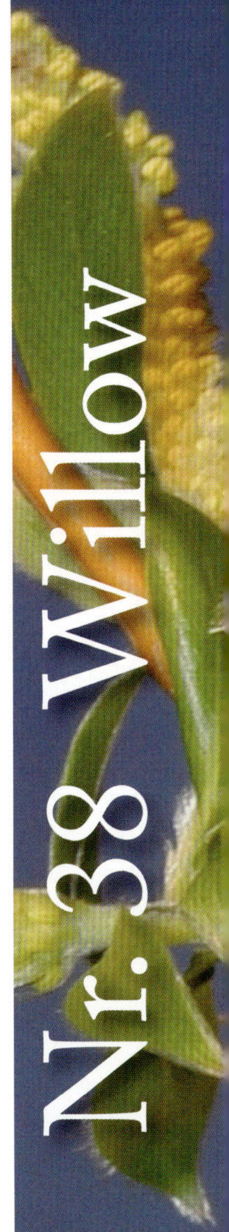

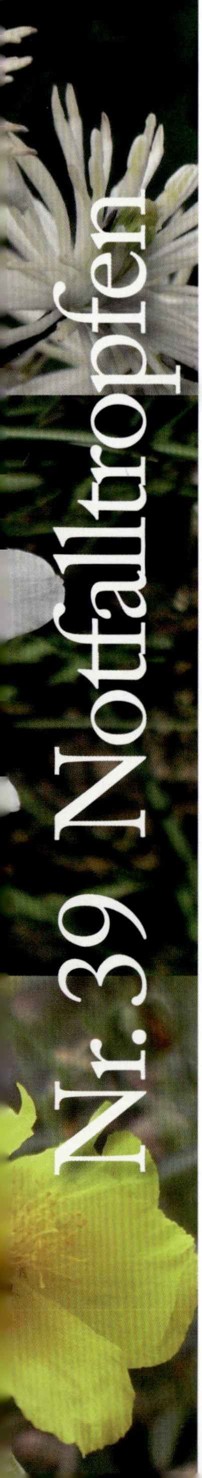

Notfalltropfen, Gute Nacht Tropfen

Five Flowers, Rescue Remedy *Medicina imponenda*

Die Entdeckung der Notfalltropfen

Dieses Kombinationsmittel ist die bekannteste Bachblüten Zubereitung. Er hielt diese Kombination stets fertig gemischt bereit.

Die von Dr. Bach verwendeten **Five Flowers:**

- Cherry Plum - Die Blüte der Kurzschlusshandlung
- Clematis - Die Blüte der Realität
- Impatiens - Die Blüte der Ungeduld
- Rock Rose - Die Panikblüte
- Star of Bethlehem - Die Trostblüte

Ein Mittel - viele Namen

Dieser weltweit beliebte Komplex wird von den Herstellern unterschiedlich benannt - die Original Bachblüten Rezeptur ist jedoch immer identisch.

Die ursprünglichste (und wohl auch von Dr. Bach gebrauchte Bezeichnung) lautet «Five Flowers». Andere Namen sind: Notfalltropfen, Rescue, Rescue Remedy, Notfallmischung, Notfallblüten, Rescate.

Einsatzmöglichkeiten

Dieser bewährte Komplex aus den fünf Blüten (=Five Flowers) wird weltweit bei besonderen Herausforderungen, emotionalen Belastungen und in aufregenden Situationen wie z.B. Reisen, Flügen, Prüfungen genutzt. Viele Menschen nutzen es als **Antistress** Mittel und um sich zu **beruhigen**.

Five Flowers Anwendungstipps

Five Flowers (Notfalltropfen, Rescue®) Stockbottles werden oft unverdünnt direkt aus der Vorratsflasche angewandt. In akuten Situationen nehmen Sie bitte im Abstand von 15 Minuten 2-3 Five Flowers Tropfen bzw. 2 -3 Five Flowers Globuli direkt auf die Zunge.

→Mehr zur Anwendung: Seite 132

→Blütengedanke, Leitsatz, Affirmation und Bild: Seite 84

Die Entwicklung der Gute Nacht Tropfen

Diese fertige Kombi besteht aus klassischen Notfalltropfen, denen als 6. Blütenessenz noch White Chestnut (Die Sorgenblüte) beigefügt wird. Diese zusätzliche Komponente hilft herunterzukommen, um so einen erholsamen Schlaf zu finden. Andere Bezeichnungen sind **Five Flowers Night** oder auch **Rescue Night**.

Notfall Creme mit Bachblüten

Bei diesem Präparat wird den klassischen Notfalltropfen als 6. Blütenessenz noch Crab Apple (Die Blüte der Reinigung) hinzugefügt. Die Creme fördert die Hautfunktionen und wird bei Hautirritationen angewandt. Andere Bezeichnungen sind **Five Flowers Creme** oder auch **Rescue Cream**.

Weitere Anwendungsformen von Five Flowers:

Die Notfalltropfen Grundrezeptur ist in vielen Bachblüten Produkten enthalten, die uns in hektischen und aufregenden Situationen unterstützen sollen: Bonbons, Dextrose Tabs, Kaugummis und Tees.

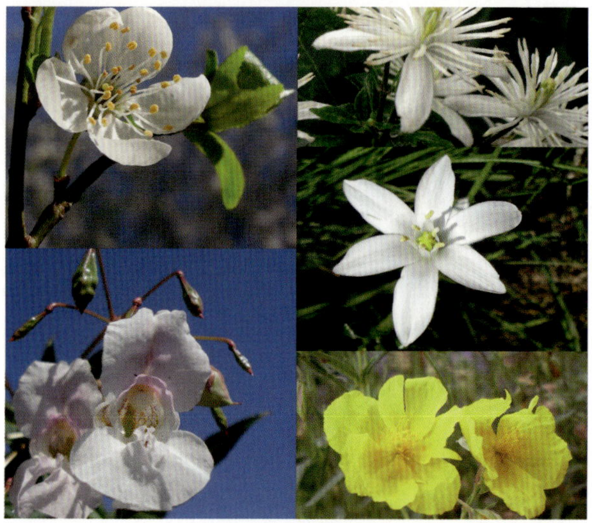

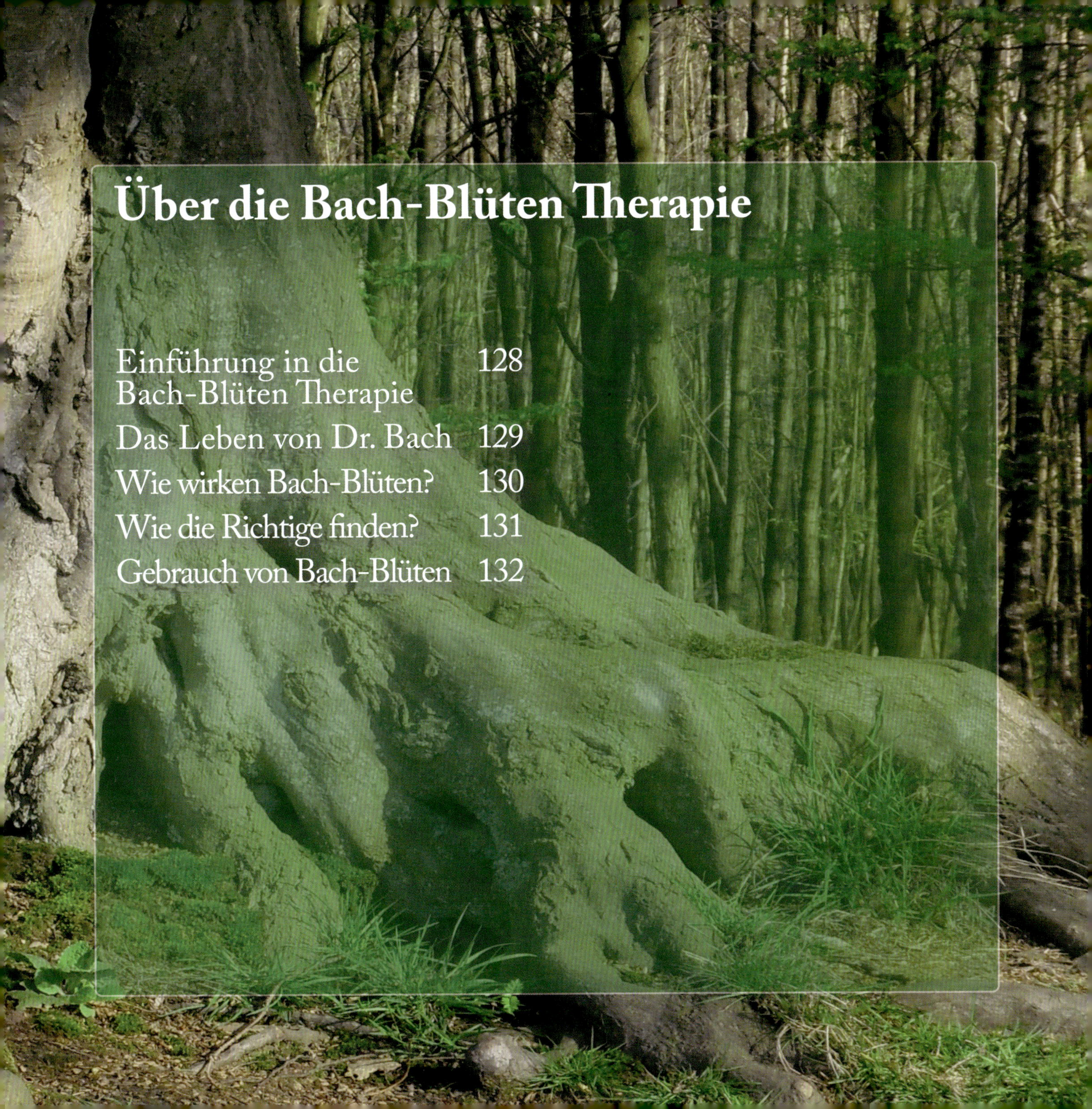

Über die Bach-Blüten Therapie

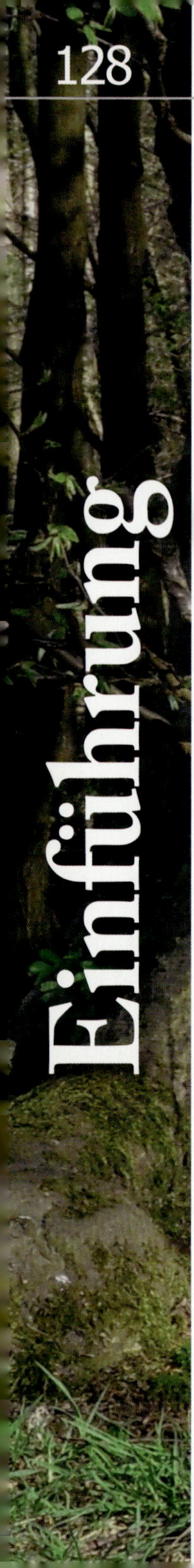

Einführung in die Bach-Blüten Therapie

Bachblüten Präparate
Naturkraft für Gemüt, Seele und Geist
Die Schulmedizin hat ungeheure Fortschritte gemacht und verhilft den Menschen zu einer noch nie dagewesenen Lebenserwartung.
Mediziner fixieren sich jedoch oft nur auf Symptome und behandeln Menschen mit Krankheiten entsprechend. Aber was ist mit den Ursachen? Und wo können sie liegen? Könnte die Medizin nicht noch besser helfen, wenn sie auch die tieferen Ursachen betrachten würde? Neue therapeutische Ansätze finden sich in der Ganzheitsmedizin. So arbeitende Mediziner und Heilpraktiker richten deswegen Ihren Blick auf Körper und Seele als Einheit und behandeln sie stets zusammen.

Ein anerkannter Arzt denkt um
Ein Pionier der ganzheitlichen Sichtweise war der englische Arzt Dr. Edward Bach (1886-1936). Er genoss aufgrund vieler wissenschaftlicher Forschungen und Publikationen in Fachkreisen ein hohes Ansehen. Der engagierte Arzt mit Fachkenntnissen in Immunologie, Bakteriologie, Nosologie und Homöopathie arbeitete zunächst nach klassischen Methoden. In Ärztekreisen war 1920 sein Vortrag «The Relation of Vaccine Therapy to Homoeopathy» bahnbrechend für die anerkannte Nosodentherapie.
Ausgelöst durch eigene Schicksalsschläge und Erkenntnissen als Arzt mit symptomatischer Behandlung, erkannte er, dass die aktuelle Gemütslage des Menschen körperliche Symptome nach sich zieht.
Jeder weiss, dass beispielsweise Kopfschmerzen, Migräne oder vegetative Störungen oft eine Folge seelischer Probleme wie etwa Stress oder Überforderung sind. Und dabei können, so Dr. Bach, bestimmte Essenzen mit der Kraft der Natur helfen, indem sie negative Seelenzustände ausgleichen. Dieses alternative Verfahren wird heute als Bach-Blüten-Therapie bezeichnet. Das Bach'sche System basiert auf 38 aus Pflanzen gewonnenen flüssigen Präparaten.

Die Entdeckung der Bach-Blüten?
Dr. Bach zog sich aus dem hektischen London in die Natur von Wales zurück. Dort definierte er nach seiner langjährigen Erfahrung mit vielen Patienten 38 typische seelische Probleme. Er ordnete ihnen dadurch ausgelöste Körperbeschwerden zu - inspiriert durch seine Intuition bei Wanderungen durch die Natur. Für jeden Gemütszustand entwickelte er ein dazu passendes pflanzliches Mittel. Mit diesen Präparaten wollte er die seelische Ebene harmonisieren, um so ursächlich zu heilen. Er wählte dafür 37 Blumen sowie Bäume aus und stellte aus Blüten und Knospen 37 sogenannte Stockbottles her. Hinzu ein Präparat aus Felsquellwasser als 38. Essenz.

Five Flowers Nr. 39 - Der Notfall Komplex
Als 39. Mittel beschrieb er einen Komplex aus fünf Blütenmitteln: Five Flowers (Notfalltropfen, Rescue).

Ist alles Lüge?
Dr. Bach's Ärztekollegen wollten ihm wegen seiner Lehren sogar den Doktortitel entziehen. Kann das System funktionieren oder ist es Scharlatanerie? Zugegeben - wissenschaftliche Belege gibt es dafür nicht, aber unzählige Berichte von begeisterten Anwendern. Dabei ist besonders interessant, dass die Berichte auch von der positiven Wirkung bei Pflanzen und Tieren erzählen. Und können Tiere sich etwas einbilden? Fallen Pflanzen auf Placebos rein?

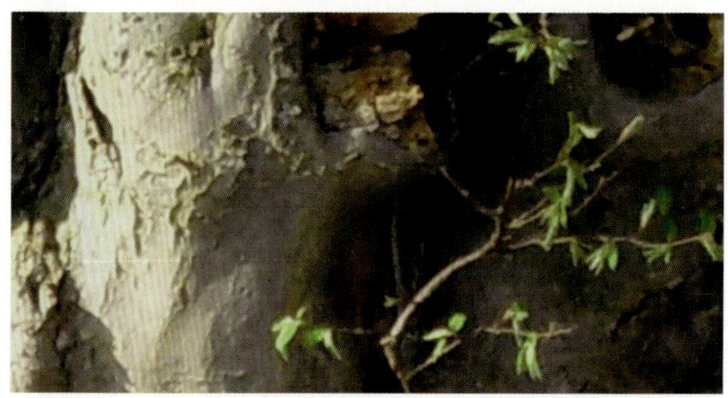

Das Leben von Dr. Bach

Kindheit und Jugend:
Edward Bach wurde am 24.9.1886 in nahe der Stadt Birmingham geboren. Von Natur aus anfällig und zart war er doch willensstark und zielstrebig. Er war offen gegen alles, jedoch gleichzeitig nach innen gekehrt und mitfühlsam. Schon früh reifte der Wunsch, anderen Menschen zu helfen und Arzt zu werden.

Studium und Lehrjahre:
Mit 20 Jahren begann er sein Studium und legte 1913 sein Examen in London am University College Hospital ab. 1913 und 1914 machte er noch einige Zusatzprüfungen und erhielt 1914 seine Approbation.

Persönliche Gesundheitskrise:
1917 kam ein gesundheitlicher Zusammenbruch mit der Diagnose bösartiger Milztumor. Dr Bach wurde eine Überlebenszeit von 3 Monaten prognostiziert. Aber der starke Wunsch, seine Forschungen zu Ende zu bringen, liess ihn die Krankheit überwinden.

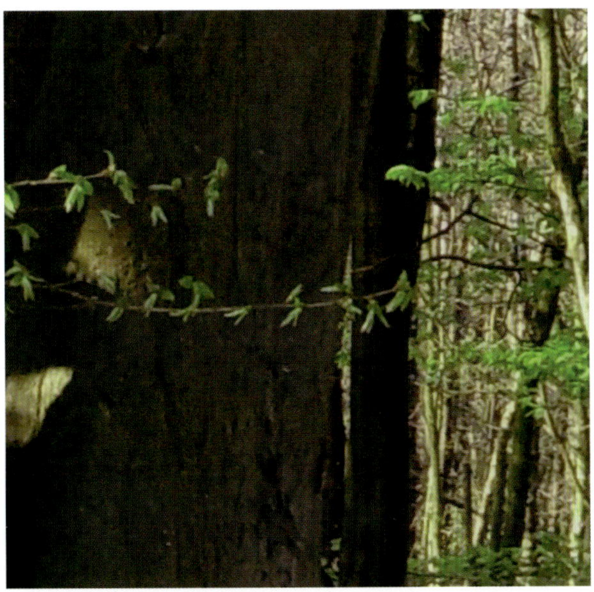

Beruflicher Erfolg:
In London eröffnete er 1920 eine Praxis in der Harley Street. Trotz regen Zulaufs wuchs in ihm die Unzufriedenheit mit den unzureichenden Ergebnissen der Schulmedizin. Ihm wurde klar, dass auch er nur symptomatisch arbeitete und in der Regel keine wahre Genesung erreichte.

Die Entdeckung der 38 Essenzen:
1930 gab Edward Bach seine Praxis auf, um in ruhiger ländlicher Umgebung nach einer einfachen, natürlichen Heilmethode zu suchen, die im Organismus nichts verändert oder zerstört. Es war davon überzeugt, dass die eigentliche Ursache jeder Krankheit in der seelischen, spirituellen oder emotionalen Sphäre zu finden ist und lange vor Ausbruch der körperlichen Symptome existiert. Hass, Stolz, Selbstsucht, Unausgewogenheit, Unkenntnis und Gier sind Beispiele.
Die daraus resultierenden Gemütszustände ordnete er in 7 Gruppen ein: Angst, Unsicherheit, Interesselosigkeit, Einsamkeit, Mangelnde Abgrenzungsfähigkeit, Mutlosigkeit und Verzweiflung sowie zu starke Sorgen um Andere.
Eine echte Heilung kann nach Dr. Bach nur erfolgen, wenn der Patient die unguten Eigenschaften durch Arbeit an sich selbst beseitigt. Er entwickelte ausgehend von den 7 Hauptgruppen der Gemütszustände ein System von 38 Persönlichkeitstypen, deren negative Seiten sich in den Eigenschaften von 38 Blüten widerspiegeln. Bei der Auswahl der Blüten liess sich Bach von seiner Intuition leiten. Die Einnahme der passenden Blütenessenz soll eine Harmonisierung auf der seelischen und feinstofflichen Ebene bewirken und so wirken, dass die körperlichen Symptome verschwinden.

Fortführung seines Lebenswerkes:
Edward Bach starb im Alter von 50 Jahren am 27. November 1936 an Herzversagen. Seine Mitarbeiterin und Biografin Nora Weeks führte sein Lebenswerk fort.

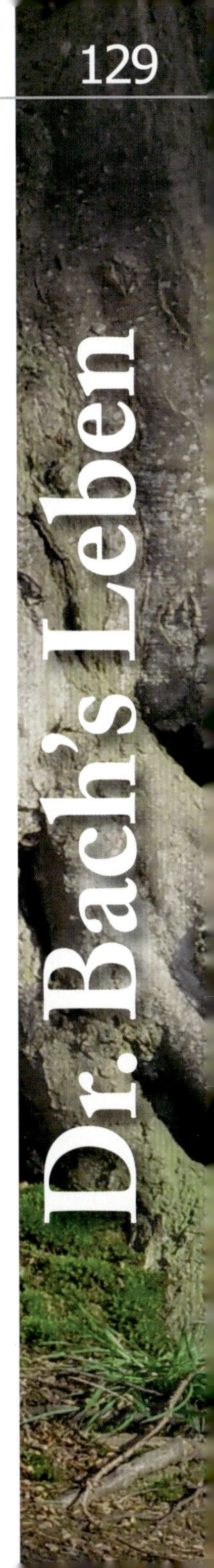

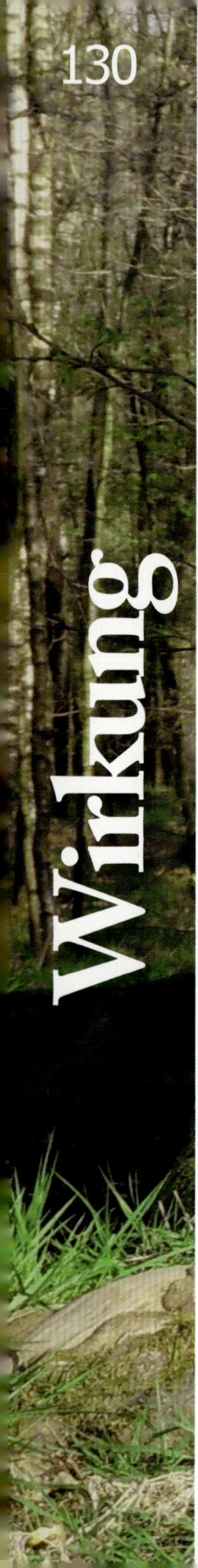

Wie wirken Bach-Blüten?

Leben bedeutet Schwingung
Die aktuelle Physik hält Schwingungen für die Mutter der Materie und des Universums. Nach der Lehre von Dr. Bach nehmen die Bachblüten Stockbottles die Schwingungsenergie der Pflanzen auf und übertragen deren positive Eigenschaften auf den Menschen. Man bezeichnet sie deswegen als Schwingungs Heilmittel.

Seelische Ungleichgewichte als Ursache für körperliche Erkrankungen:
Dr. Bach erkannte, dass seelische Ungleichgewichte fördernd für das Auftreten von Krankheiten und ungünstige körperliche Zustände sein können. Bach-Blüten helfen, mit auftretenden negativen Seelenzuständen und Gemütszuständen (z.B. Ungeduld, Kleinmütigkeit, Unsicherheit, Eifersucht, Neid) besser umzugehen und diese zu überwinden.

Das menschliche Sein beinhaltet nicht nur das Körperliche, sondern auch einen Gefühlskörper, einen Empfindungskörper, einen Gemütskörper, einen spirituellen Körper usw. Die jeweilige Bach-Blüten Pflanze spiegelt nun bestimmte Aspekte dieser Körper wieder und beeinflusst diese. Nach Dr. Bach's Überzeugung hilft die richtige Essenz über Wechselwirkungen mit diesen Körpern, Gefühle, Gemütszustände und Denkweisen positiv zu beeinflussen.

Die dadurch entstehende Harmonisierung auf der geistigen Ebene und der Gemütsebene bewirkt wiederum eine positive Einflussnahme auf körperliche Anzeichen wie zum Beispiel Krankheiten.

Organische Krankheiten werden somit über Bach-Blüten nicht direkt geheilt. Bach-Blüten und andere Pflanzenessenzen beeinflussen und harmonisieren die geistige Ebene und können so das Körperliche günstig beeinflussen.

Zitat Max Planck: *Es gibt keine Materie an sich. Alle Materie entsteht und besteht nur durch eine Kraft, welche die Atomteilchen in Schwingung versetzt...*

Bach-Blüten wirken auf der geistigen Ebene:
Bach-Blüten greifen hier ein, indem sie eine seelische Harmonisierung sowie die Stabilität und Entfaltung der Persönlichkeit bewirken. Durch die seelische Stabilisierung erfolgt indirekt eine Einflussnahme auf körperliche Krankheiten. Bach-Blüten wirken somit nicht direkt auf Krankheiten ein - vielmehr indirekt.

Bach-Blüten haben keine Nebenwirkungen
Bach-Blüten wirken feinstofflich auf der Basis von Schwingungsübertragungen. Die für den Körper richtigen Informationen werden übertragen. Es findet keine "Wirkung" chemischer Stoffe statt wie es bei Medikamenten der Fall ist. Aus diesem Grunde können Bach-Blüten bedenkenlos neben konventionellen Medikamenten eingesetzt werden.

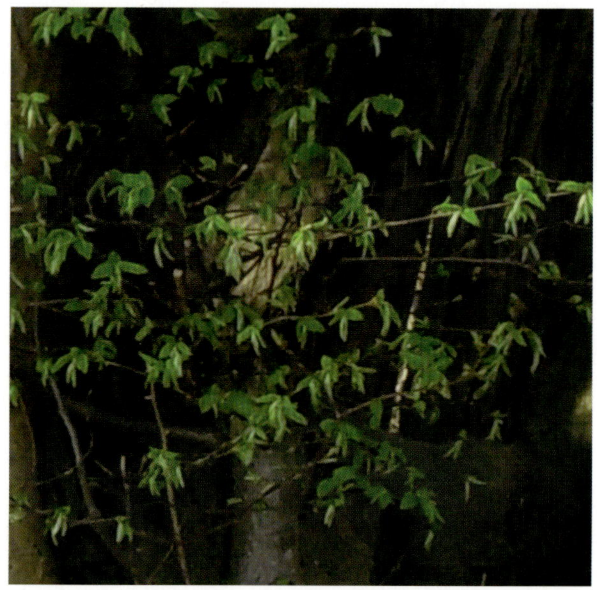

Wie die richtige Bach-Blüte finden?

Das Finden der für Sie passenden Essenz können Sie einem damit vertrauten Arzt oder Heilpraktiker überlassen oder es selbst in die Hand nehmen. Heute gibt es dafür zahlreiche Internetseiten und Bücher. Eines ist dabei wichtig: Eine nicht passende Bachblüte schadet nicht – der Körper nimmt die Schwingungen nicht an!

Die Fragebogen Methode:
Man füllt einen Fragebogen (online) aus, der seelische Zustände und Lebenssituationen abfragt. Das Ergebnis ist die angemessene Mischung.
Tipp: Der Fragebogen auf www.bachblueten-institut.ch

Die Repertorium Methode:
Ein Repertorium ist eine Liste mit Zustandsbeschreibungen und den zum jeweiligen Symptom passenden Bach-Blüten Empfehlungen.
Tipp: Repertorien für Mensch, Tier und Pflanze finden Sie auf www.doc-nature.com

Die Pflanzenbild Methode:
Man legt Bilder oder Fotos der Pflanzen vor sich hin und lässt den Blick darüber schweifen. An einigen Bildern wird das Auge unwillkürlich hängen bleiben.

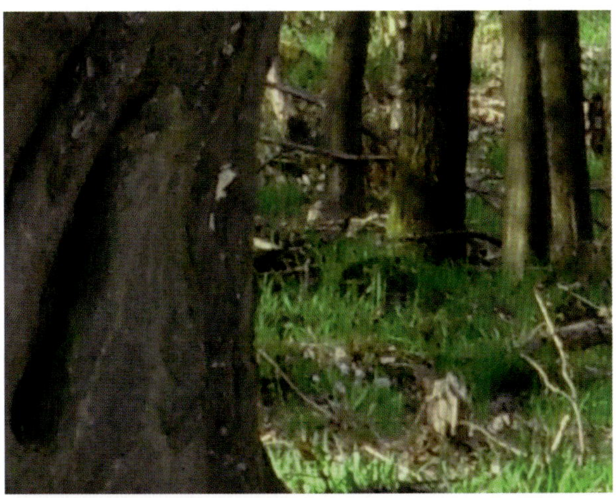

Die Beschreibungslisten Methode:
Man geht eine Aufzählung von seelischen Zuständen und Lebenssituationen durch und wählt entsprechend die passenden Essenzen aus.

Die Essenz findet mich Methode:
Man legt oder stellt die Essenzen-Fläschchen mit von sich abgewandten Etiketten hin und lässt den Blick darüber schweifen. An einigen Fläschchen wird der Blick unwillkürlich hängen bleiben. Man fühlt sich dazu hingezogen. Dies sind die richtigen Essenzen.

Die Geschlossene Augen Methode:
Man legt die Essenzen-Fläschchen hin, schliesst die Augen und fährt mit den Händen über die Fläschchen, ohne sie zu berühren. Ein leichtes Kribbeln, ein Wärmegefühl oder ein Impuls in den Fingern, innezuhalten, weisen zur richtigen Essenz.

Die Pendel Methode:
Voraussetzung dafür ist Erfahrung im Umgang mit dem Pendeln.

Die Kinesiologie Methode:
Unter Zuhilfenahme einer zweiten Person werden dabei Muskeltests ausgeführt.

Durch Fremdhilfe die passende Essenz finden:
Eine andere Möglichkeit ist, einen Arzt, Heilpraktiker oder Blütenberater aufzusuchen. Der Berater wird nun versuchen, seelische Grundthemen zu erkennen, die bestimmte Verhaltensmuster auslösen: wiederkehrende Situationen und Probleme, auffallende Eigenschaften, Denkmuster und Verhaltensweisen sowie Lebensaufgaben. Der Bach-Blütenberater wird die geeignete Mischung ermitteln und in nachfolgenden Sitzungen Veränderungen ermitteln und gegebenenfalls die Mischung dann der neuen Situation anpassen.

Gebrauch

Der Gebrauch von Bach-Blüten

Weltweit arbeiten tausende Ärzte und Heilpraktiker erfolgreich mit dem Bachblüten System.
Besonders praktisch und interessant: Sie können die Essenzen selbst anwenden.

Direktgebrauch
Nehmen Sie die Bachblüten Tropfen direkt unverdünnt aus der Vorratsflasche. Geben Sie 2 Tropfen auf die Zunge. Möglichst lange im Mund belassen. So oft wie nötig wiederholen.
Bei Five Flowers Notfalltropfen ist der direkte Gebrauch aus der Flasche die bevorzugte Methode, in aufregenden Situationen können Sie die Tropfen im Abstand von einigen Minuten neu nehmen.

Kurzfristige Anwendung (Wasserglasmethode)
Geben Sie 2-4 Tropfen (4-8 Tropfen bei Five Flowers) je ausgewählter Bachblüte in ein Glas Wasser. Über den Tag verteilt schluckweise trinken.

Herstellen einer Mischung für längere Anwendung
Medizinfläschchen Methode: Füllen Sie eine 30ml Mischflasche mit zwei Teilen stillem Wasser und einem Teil Brandy bzw. Obstessig.
Geben Sie 3-6 Tropfen je gewählter Essenz (bei Five Flowers 6-12 Tropfen) dazu. Nehmen Sie von der Mischung mindestens 4x pro Tag 4 Tropfen.

Die Aura Methode:
Hierbei die Stockbottle oder die Fertigmischung mittels eines Spraykopfes in die Luft sprayen.

Zubereitung für ein Vollbad:
Viele Anhänger nehmen gerne ein Bachblüten Vollbad. Geben Sie je gewählter Essenz etwa 8 Tropfen oder 8 Bach-Globuli aus der Vorratsflasche in ein Vollbad. Bei stark belastenden Situationen hat sich ein Bad mit Five Flowers bewährt.

Verwendung bei der Massage:
Vermischen Sie 4 Tropfen je ausgewählter Stockbottle mit 20 ml Jojobaöl oder einer Hautlotion.

Umschlag:
Geben Sie 4 Tropfen der Stockbottle in ein Glas mit stillem Wasser. Tauchen Sie ein Tuch ein und legen Sie es dann für etwa 15 Minuten auf die betroffene Stelle.

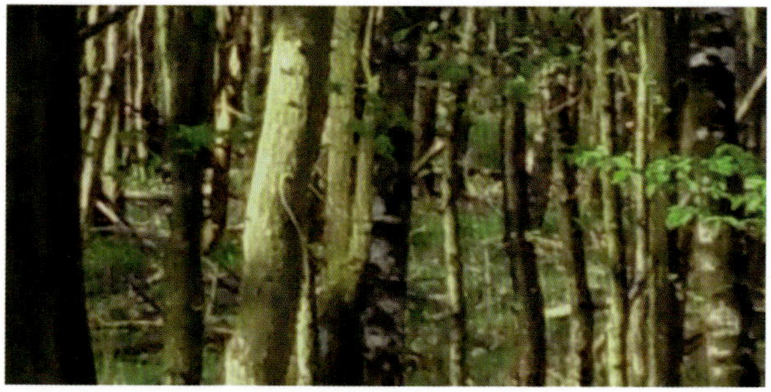

Häufige Fragen zum Gebrauch:
Wie viele gleichzeitig? Wir empfehlen maximal sieben Bachblüten in einer Mischung.
Für Kinder und Schwangere? Bachblüten (vor allem solche ohne Alkohol) sind für alle Altersgruppen geeignet. Vom Baby bis zum Senior. Sie sind auch für Schwangere gut geeignet.
Nebenwirkungen: Es sind keine Nebenwirkungen bekannt. Gelegentlich treten Erstverschlimmerungen auf.
Überdosierung: Eine Überdosierung ist bei Bachblüten nicht möglich.
Auswahl falscher Bachblüten: Dies ist nicht tragisch: «Falsche Blüten» treten nicht in Resonanz.
Wie lange nehmen? Bis Besserung eintritt. Anderenfalls die Auswahl nach vier Wochen überdenken. Nehmen Sie Ihre Blüten so lange wie Sie es für richtig halten.
Mit anderen Medikamenten? Bachblüten können zusammen mit anderen Arzneimitteln genommen werden.
Für Tiere? Bachblüten sind hervorragend geeignet, um Tiere auf sanfte Weise positiv zu beeinflussen.